K. Morgenroth · H. Hildmann

RHINO-SINUSITIS

Zeichnungen:
G. Pucher

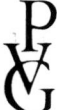

Pharmazeutische Verlagsgesellschaft

Autoren:

Prof. Dr. Konrad Morgenroth
Institut für Pathologie der Ruhr-Universität Bochum
Universitätsstraße 150
4630 Bochum 1

Prof. Dr. Henning Hildmann
Abt. für HNO an der Ruhr-Universität
Elisabeth-Krankenhaus
Bleichstraße 15
4630 Bochum

© PVG Pharmazeutische Verlagsgesellschaft mbH München, 1984
ISBN 3-88 581-033-6

Alle Rechte der Vervielfältigung, Verbreitung ganzer oder teilweiser Nachdrucke, Übersetzung in fremde Sprachen, Reproduktionen wie Fotokopie, Film, Dia oder andere Verfahren vorbehalten. Jede Zuwiderhandlung wird sofort verfolgt. Für die Richtigkeit der medizinischen Texte und Darstellung wird keine Gewähr übernommen. Es werden nur Originalarbeiten veröffentlicht. Der Verlag behält sich das uneingeschränkte Copyright vor.
Referate nur mit Quellenangabe und Beleg.

Vorwort

Die Entzündungen des Respirationstraktes, und darunter auch die Entzündungen der Nase und der Nasennebenhöhlen, nehmen ständig an Häufigkeit zu. Dabei ist unklar, ob diese Zunahme auf eine Änderung der Reagibilität des einzelnen Patienten beruht oder von einer Änderung unserer Umweltbedingungen abhängt.

In einer Synthese in der Darstellung der patho-histologischen und klinischen Erscheinung der Rhino-Sinusitis soll ein möglichst umfassender visueller Eindruck vom Ablauf dieser entzündlichen Reaktion vermittelt werden. Die Wiedergabe der licht- und elektronenmikroskopischen Befunde der Rhino-Sinusitis sollen dabei die Beurteilung des klinischen Ablaufes der Reaktion unterstützen und zur Entwicklung sinnvoller Therapiekonzepte beitragen.

Um den visuellen Eindruck zu vertiefen, wurden die morphologischen Befunde bei den verschiedenen Formen der entzündlichen Reaktion in dreidimensionalen Reproduktionen zusammengefaßt, die von dem anatomischen Grafiker, Gerhard Pucher, mit viel Verständnis für das Detail ausgeführt wurden.

Wir danken den Mitarbeitern der Pharmazeutischen Verlagsgesellschaft, und hier besonders Herrn Macha, für die großzügige Unterstützung bei der Zusammenstellung und Ausführung des Buches.

Dem Verleger, Klaus Jarosch, sind wir zu besonderem Dank verpflichtet, weil er allen unseren Wünschen bei der aufwendigen Ausstattung des Buches entgegengekommen ist.

K. Morgenroth
H. Hildmann

Im Herbst 1983

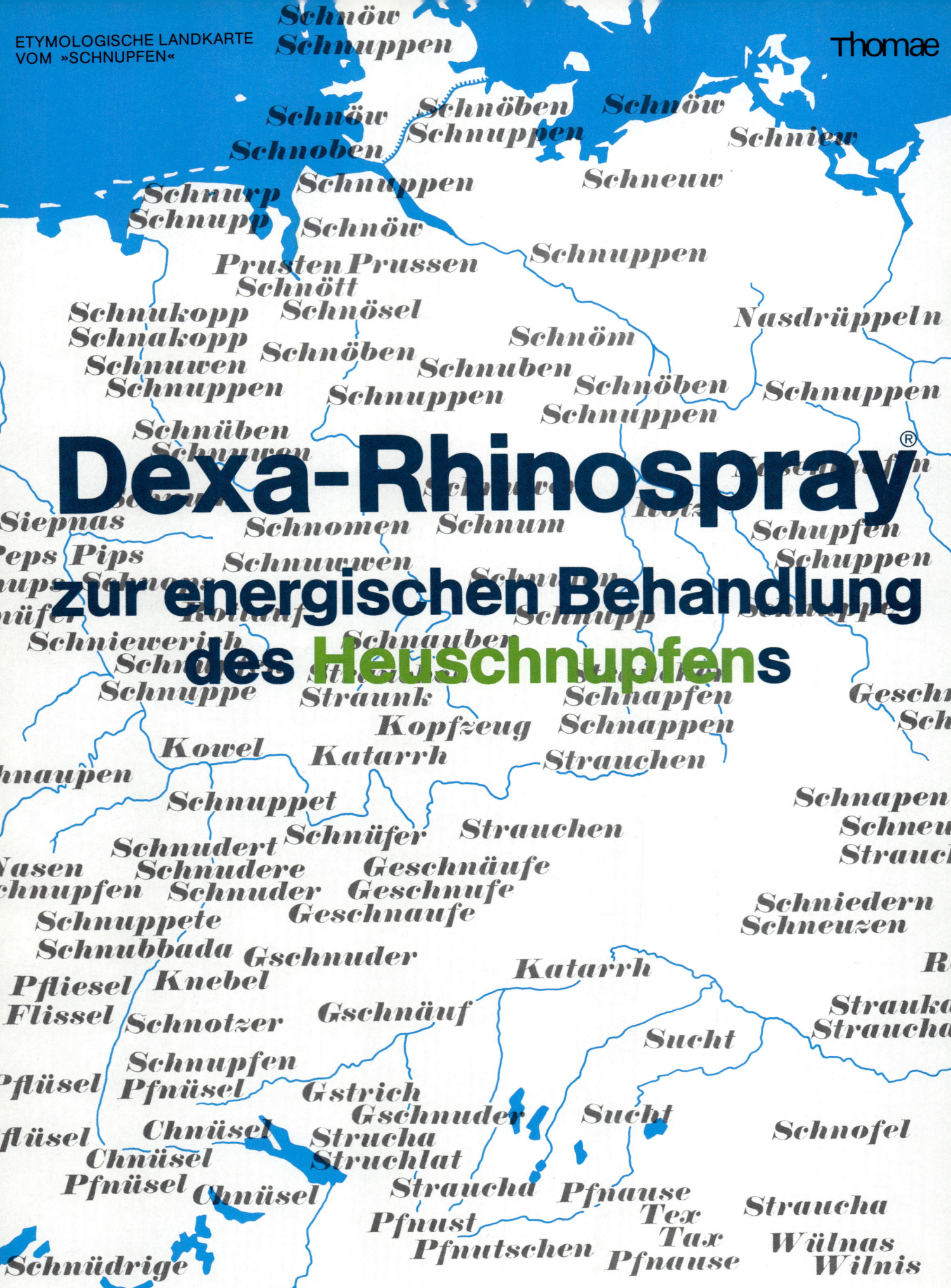

Inhaltsverzeichnis

1.	**Einleitung**	7
2.	**Anatomie und Physiologie der Nasenschleimhaut**	10
2.1.	Flimmerzellen	13
2.2.	Becherzellen	20
2.3.	Basalzellen	22
2.4.	Nasale Drüsen	24
2.5.	Sekret	26
2.6.	Stroma	26
2.7.	Infektabwehrmechanismen	31
2.8.	Struktur der Nasennebenhöhlen	34
3.	**Rhinitis**	35
3.1.	Akute Rhinitis	40
3.1.1.	Klinischer Verlauf	42
3.1.2.	Morphologie der akuten Rhinitis	44
3.1.3.	Therapie	45
3.2.	Akute Sinusitis	46
3.2.1.	Komplikationen	47
3.3.	Allergische Rhinitis	49
3.3.1.	Diagnostik	49
3.3.2.	Sensibilisierung	54
3.3.3.	Morphologie der allergischen Rhinitis	55
3.3.4.	Therapie	58
3.4.	Allergische Rhino-Sinusitis	62
3.5.	Chronische Rhinitis	62
3.5.1.	Morphologie der chronischen Rhinitis	68
3.5.1.1.	Epithel	68
3.5.1.2.	Becherzelle	71
3.5.1.3.	Tunica propria	73
3.5.1.4.	Reaktion an den Nasendrüsen	74
3.5.2.	Therapie der chronischen Rhinitis	76
3.6.	Infektallergische Rhinitis	78
3.7.	Polyposis nasi	79
3.7.1.	Morphologie der Polyposis nasi	91
3.8.	Chronische Sinusitis	92
3.8.1.	Therapie der chronischen Sinusitis	92
3.9.	Sinubronchiales Syndrom	94
	Weiterführende Literatur	95

1. Einleitung

Die Rhinitis und Rhino-Sinusitis gehören zu den häufigsten Erkrankungen des Menschen. Sie kommen in allen Altersstufen vor und können zu einer erheblichen Beeinträchtigung des Allgemeinbefindens führen. In der Regel ist im Frühjahr und im Herbst mit einem endemischen Auftreten dieser Erkrankungen zu rechnen, wobei die meisten ohne bleibende Schäden abheilen. Einige Formen zeigen jedoch rezidivierende oder chronische Verläufe und können zu ernsten Komplikationen führen. Nicht selten sind sie Wegbereiter für entzündliche Reaktionen in den tiefen Abschnitten des Respirationstraktes.

Über die immunologischen Vorgänge bei der Rhinitis und Rhino-Sinusitis sind in den letzten Jahren durch verfeinerte Techniken neue detaillierte Befunde ermittelt worden, die für die Diagnostik und Therapie dieses Krankheitskomplexes von entscheidender Bedeutung geworden sind. Die Weiterentwicklung morphologischer Untersuchungsverfahren hat darüber hinaus zur Erweiterung der Kenntnisse über die Änderungen der Zell- und Gewebsstrukturen beigetragen.

Ausgehend von einer Beschreibung der klinischen Erscheinungsformen dieser Erkrankungen wird versucht, durch eine systematische Darstellung der Morphologie der Nasen- und Nasennebenhöhlenschleimhaut und ihrer gestaltlichen Änderung im Zuge der verschiedenen Entzündungsprozesse einen visuellen Eindruck vom Krankheitsgeschehen zu vermitteln. Die funktionellen Komponenten sind zum besseren Verständnis in dreidimensionalen Zeichnungen wiedergegeben, die sich streng an den Originalbefunden orientieren.

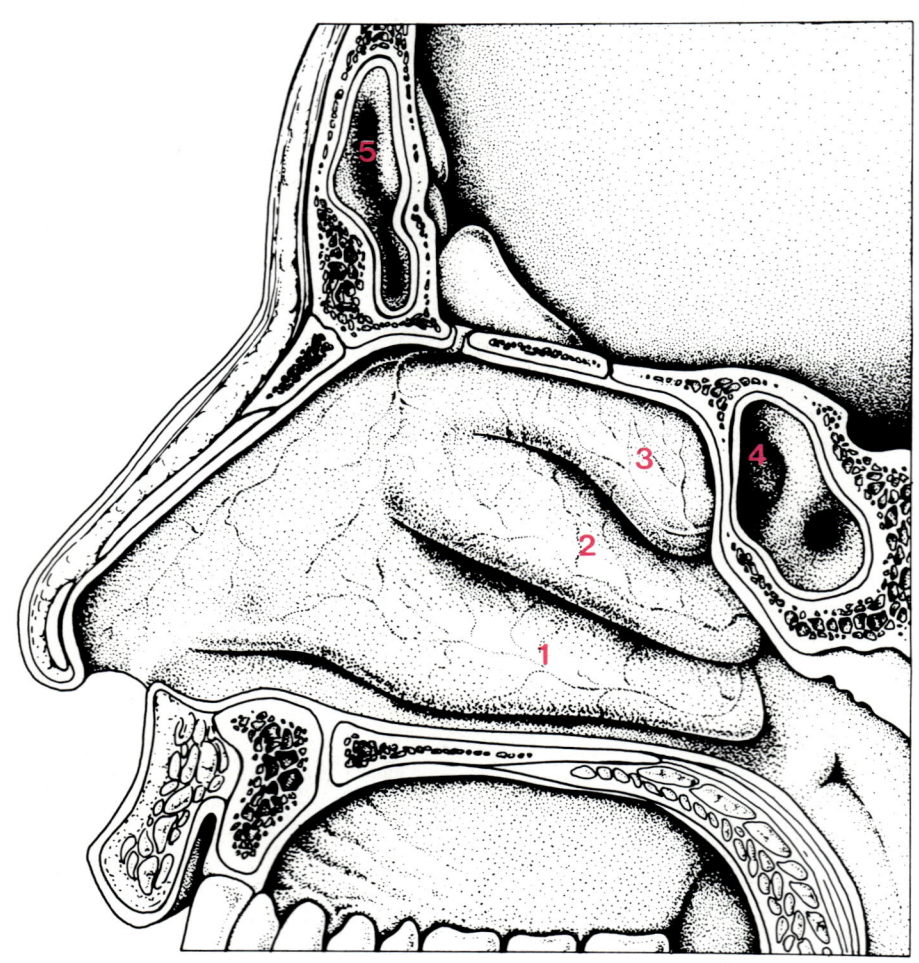

Abb. 1: Blick in die Nasenhöhle.

1: Untere Nasenmuschel
2: Mittlere Nasenmuschel
3: Obere Nasenmuschel
4: Sinus sphenoidalis
5: Sinus frontalis

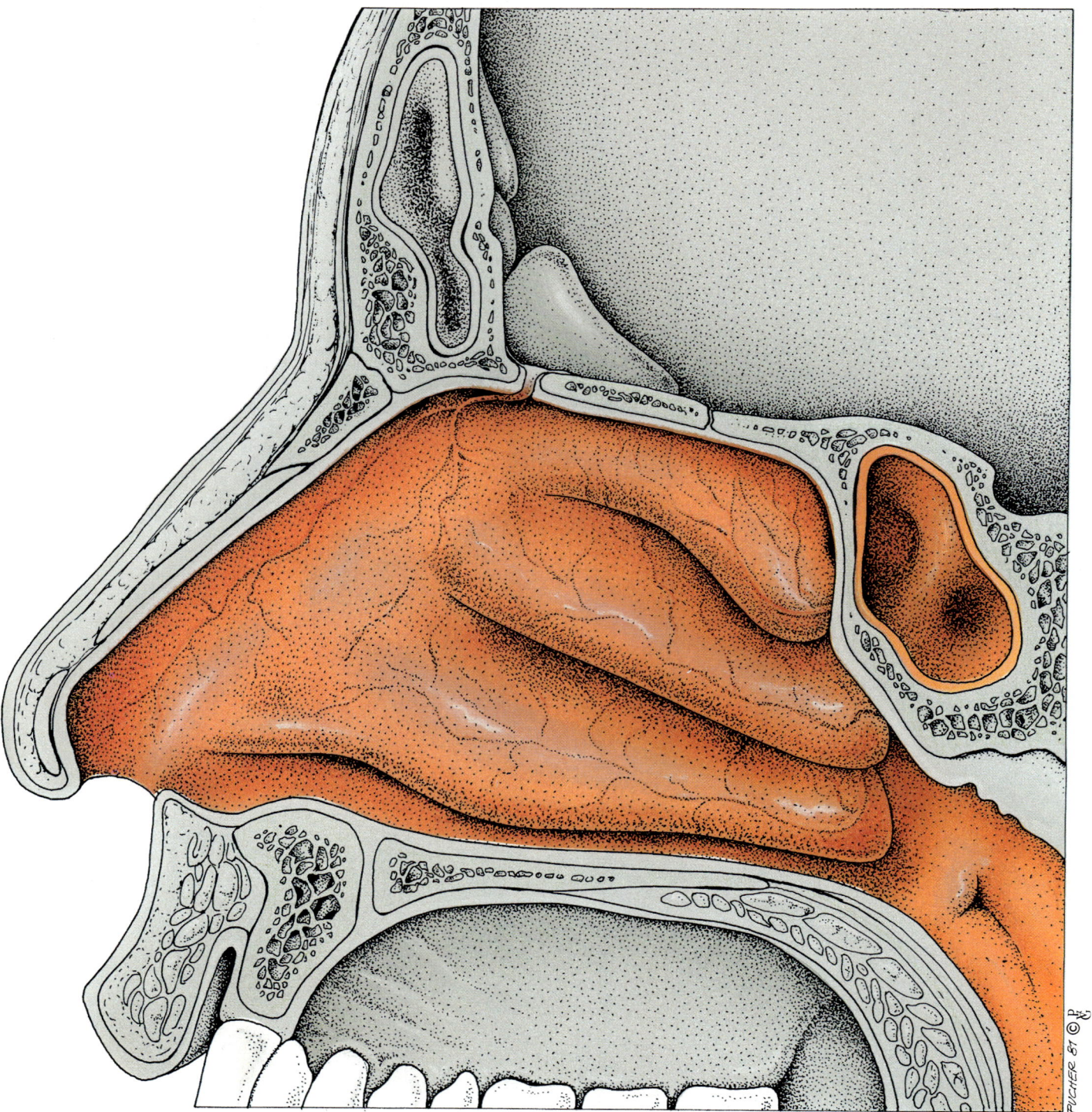

2. Anatomie und Physiologie der Nasenschleimhaut

Nasenhöhlen und Nasennebenhöhlen bilden mit dem Rachen, dem Kehlkopf und dem Tracheobronchialsystem die funktionelle Einheit des luftleitenden Systems des Respirationstraktes. Das Gesamtsystem zeigt im Aufbau ein einheitliches Grundprinzip, das in den einzelnen Abschnitten, abgestimmt auf spezielle funktionelle Bedürfnisse, variiert wird.

Der Nasenvorhof ist zu 2/3 mit Epidermis ausgekleidet, in der zahlreiche Talgdrüsen und Schweißdrüsen angeordnet sind. Ihr Sekret wird durch die Nasenöffnung entleert. Ein Kranz kurzer Haare dient als Filter gegen das Eindringen gröberer Fremdkörper. Im hinteren Drittel des Nasenvorhofes befindet sich nicht verhornendes Plattenepithel.

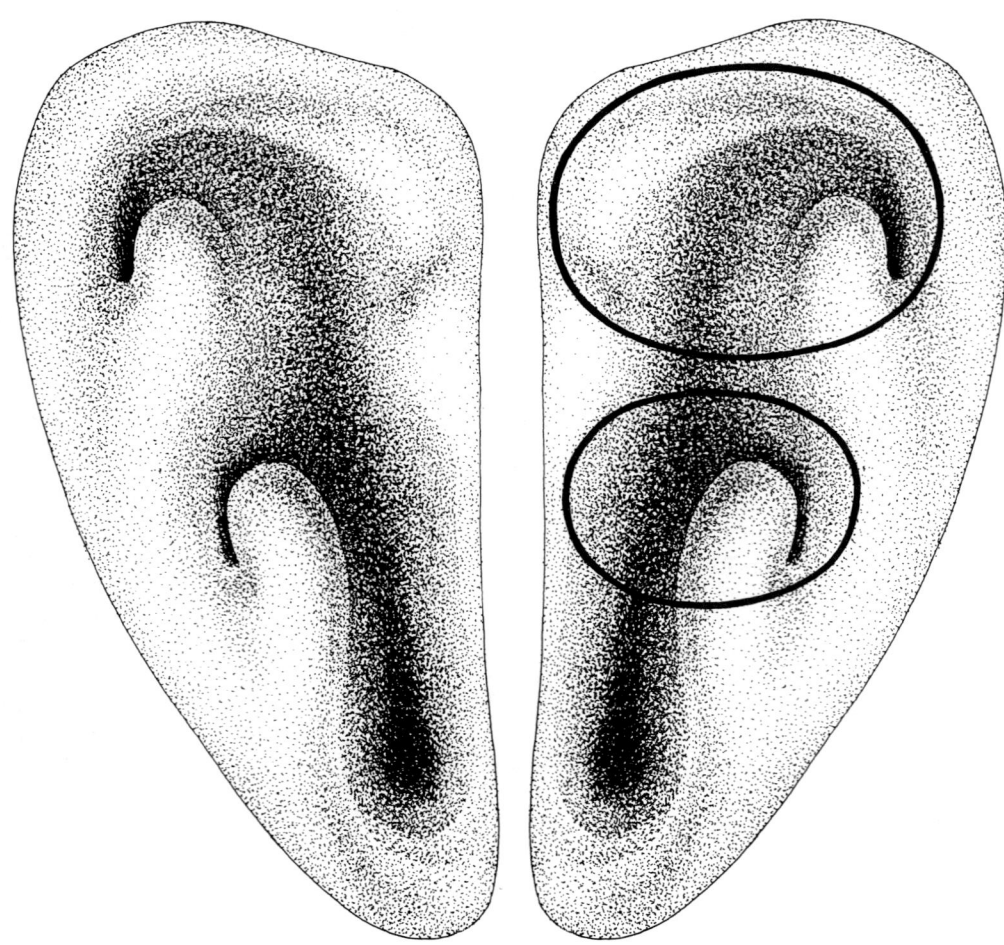

Abb. 2: Schematische Darstellung des Naseneinblickes zur Orientierung für die Abbildungen 2a-c.

Die Nasenhöhle und die Nasennebenhöhlen werden als Regio respiratoria bezeichnet. Durch 3 Nasenmuscheln wird die Nasenhöhle in den oberen, den mittleren und den unteren Nasengang geteilt. In die Nasengänge münden die Nasennebenhöhlen mit unterschiedlich weiten Öffnungen. In den oberen Nasengang münden Keilbeinhöhle und hintere Siebbeinzellen, in den mittleren Nasengang Stirnhöhle, vordere Siebbeinzellen und Kieferhöhle, in den unteren Nasengang mündet der Ductus nasolacrimalis. Die Regio respiratoria wird von einer Schleimhaut mit mehrreihigem Flimmerepithel bedeckt. An das Epithel schließt sich eine gefäßreiche, lockere Bindegewebszone an, in der in unregelmäßiger Verteilung seromuköse Drüsen mit unterschiedlich langen Ausführungsgängen angeordnet sind. Das Epithel der Oberfläche besteht aus 3 Zellelementen: Flimmerzellen, Becherzellen und Basalzellen.

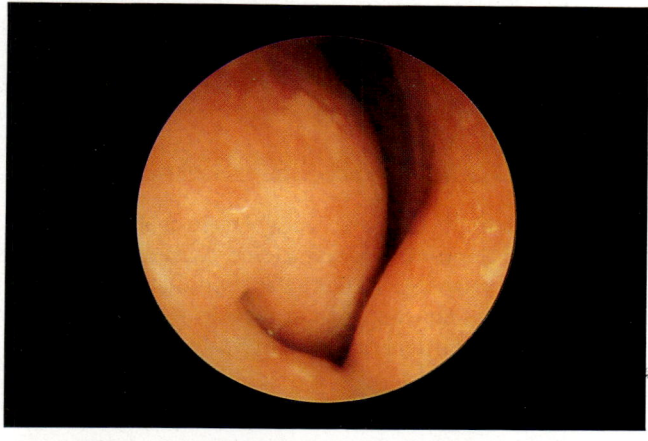

Abb. 2a: Blick in die rechte Nasenhöhle mit unterer Nasenmuschel und Septum.

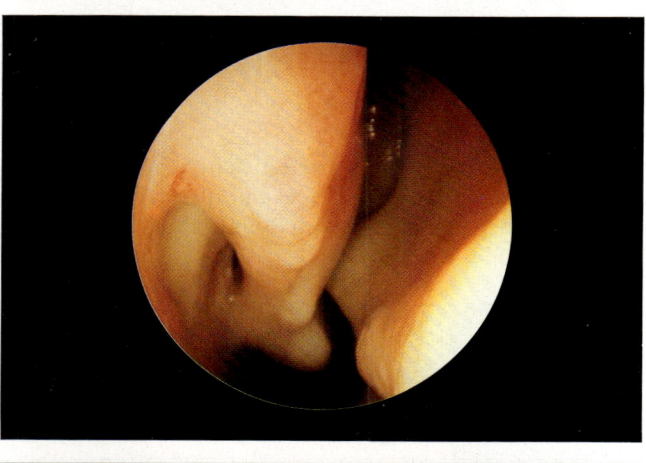

Abb. 2b: Rechter unterer Nasengang.
Nach Abschwellen der Nasenmuscheln ist ein Septumsporn und eine Septumleiste im rechten Bildanteil zu erkennen.

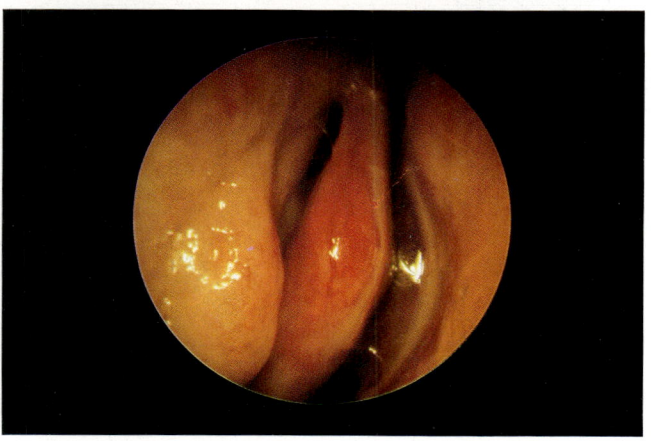

Abb. 2c: Blick in den mittleren Nasengang der rechten Nasenhöhle mit mittlerer Nasenmuschel im Zentrum des Bildes und Agger nasi links unten.

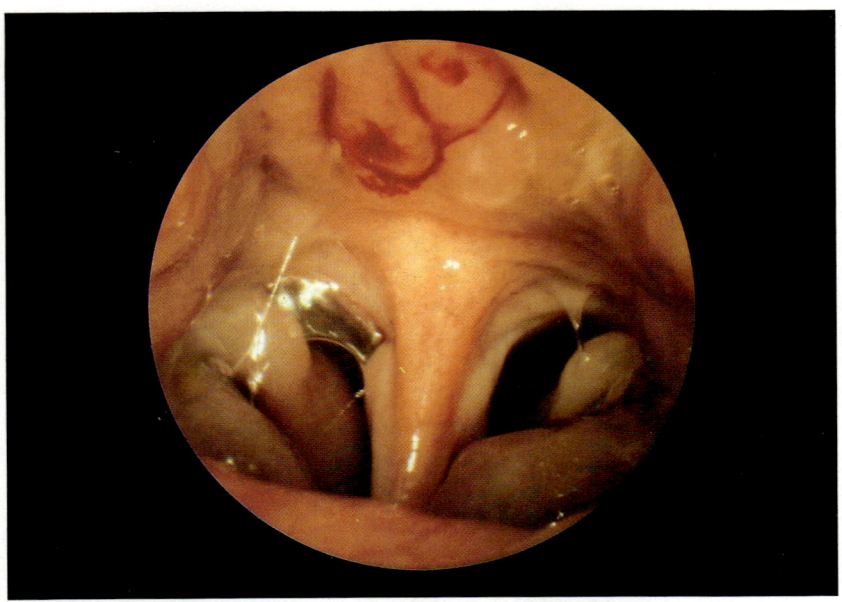

Abb. 3: Blick in die Choanen vom Nasenrachen aus.
In der Mitte Septum, kranial kleine Adenoide, basal das Gaumensegel. Dem Septum angelagert kleine Septumpolster, die gelegentlich zur Behinderung der Nasenatmung beitragen können. Rechts und links erkennt man jeweils die mittlere und untere Nasenmuschel.

Abb. 4: Blick in die Choanen des gleichen Patienten.
Rechts Septum mit kleinem Septumpolster, in Bildmitte obere und untere Nasenmuschel, etwas links im Bild Tubeneingang mit Tubenwulst, der mit etwas Schleim belegt ist.

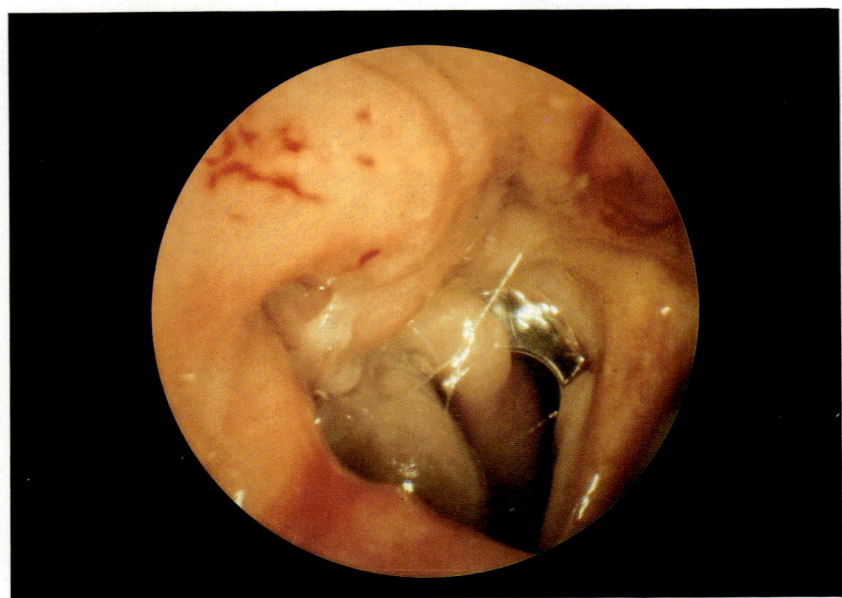

2.1. Flimmerzellen

Die Flimmerzellen sitzen mit einer schmalen Zellbasis der Basallamelle auf. Im mittleren Drittel des Zelleibes liegt der ovale Zellkern, der in der Regel ein relativ gleichmäßiges Chromatingerüst aufweist. Das Zytoplasma enthält rauhes endoplasmatisches Retikulum, ein perinukleär angeordnetes Golgifeld und zahlreiche Mitochondrien, die überwiegend in den apikalen Zellabschnitten angeordnet sind.

Die charakteristischen Strukturelemente dieser Zellen sind die auf der Oberfläche ausgebildeten Zilien. Sie haben eine einheitliche Länge von durchschnittlich 5 μm und einen Durchmesser von 0,2 bis 0,3 μm. Sie entspringen im Zytoplasma aus sogenannten Basalkörperchen, die aus zwiebelschalenartig angeordneten Doppelmembranen mit zipfeligen Zytoplasmaverdichtungen bestehen und bei bestimmter Anschnittrichtung eine Querstreifung aufweisen. Die Zilien besitzen eine streng geordnete Innenstruktur. Im Längsschnitt sind Außentubuli und im Zentrum ein Tubulus zu unterscheiden. Im Spitzenbereich enden die Tubuli blind. Auf dem Querschnitt sind außen 9 Doppeltubuli und im Zentrum 1 Doppeltubulus angeordnet. Zwischen den peripheren und zentralen Tubuli besteht eine radspeichenartige Verdichtung. Die Zellmembran der Zilienzelle geht auf der Oberfläche unmittelbar in die Zilienmembran über. Im Bereich der Zilienspitze verschmälert sich das Gebilde.

Die Zilien führen einen exakt aufeinander abgestimmten, peitschenartigen Schlag aus, durch den ein gleichmäßiger Sekretstrom über der Schleimhaut gewährleistet wird. Es muß angenommen werden, daß der koordinierte und regelmäßige Zilienschlag an die charakteristische Struktur der Zilien gebunden ist. Durch den Zilienschlag entsteht eine wellenartige Zilienbewegung, als wenn Wind über ein Kornfeld streifte. Zwischen den Zilien sind auch auf der Zelloberfläche unterschiedlich hohe Zellausstülpungen (Mikrovilli) ausgebildet.

Ziliarapparat und Sekret bilden ein ausgewogenes System, in dem die Einzelkomponenten optimal aufeinander abgestimmt sind und jede Abweichung von der Norm zu einer erheblichen funktionellen Störung führen muß.

Die wichtigsten Elemente für eine optimale Funktion dieses Systems bilden adäquate Feuchtigkeit, ungehinderter Stoffwechsel, Temperatur, osmotischer Druck, pH-Wert, Schutz vor lokalen Schädigungen, zu denen auch bestimmte Medikamente gehören.

Eine übermäßige Austrocknung wird als wesentliches Kriterium für die Beeinflussung der Ziliartätigkeit angesehen. Dies gilt nicht nur für lokale Störungen, sondern auch für eine umschriebene und die gesamte Ausdehnung der Schleimhaut betreffende Veränderung. Eine länger dauernde Austrocknung führt zu einem irreversiblen Ziliarstillstand.

Die durchschnittliche Schlagfrequenz der Zilien wird mit 8 bis 12 Schlägen pro Sekunde angegeben. Sie weist eine erhebliche individuelle Schwankungsbreite auf, die beim einzelnen Individium relativ konstant und von der Schleimhautregion unabhängig bleibt.

Die Zilienfrequenz wird durch verschiedene Faktoren beeinflußt. Sauerstoffzufuhr führt zu einer Erhöhung der Schlagfrequenz um 30 bis 50 %. Sauerstoffmangel bedingt eine Verlangsamung des Zilienschlages bis zum irreversiblen Stillstand, auch dann, wenn die Blutversorgung der Schleimhaut nicht unterbrochen wird. Diese Tatsache spricht dafür, daß die Zilien, zumindest teilweise, ihren Sauerstoffbedarf direkt aus der Atmosphäre decken; dabei spielen die Mikrovilli zwischen den Zilien wahrscheinlich eine entscheidende Rolle. Kohlensäurezufuhr verlangsamt den Zilienschlag und kann ebenfalls zum Zilienstillstand führen. Die Zilienfrequenz wird auch durch die Temperatur beeinflußt. Eine Temperatur zwischen 18 °C und 33 °C gewährleistet den schnellsten Zilienschlag. Bei wenig unter 18 °C nimmt sie ab und kommt zwischen 7 °C und 12 °C zum Stillstand. Wenn diese Temperatur nur kurze Zeit besteht, ist der temperaturbedingte Zilienstillstand reversibel. Bei 40 °C kommt es zu einer ausgeprägten Hemmung der Ziliartätigkeit, bei 43 °C zum Stillstand der Ziliartätigkeit.

Das pH-Optimum für die Ziliartätigkeit liegt zwischen pH 7 und pH 8. Bei einem pH von 6,4 kommt es zum Zilienstillstand, andererseits führt ein pH von 9 zu einer Beschleunigung der Ziliartätigkeit. Dem Sekretfilm kommt eine Pufferwirkung zu, so daß schädliche pH-Abweichungen des umgebenden Milieus weitgehend durch das Sekret abgepuffert und in ihrer Wirkung gemildert werden können. Eine Änderung der Viskosität des Sekretes bedingt eine Verlangsamung des Zilienschlages. Mechanische Schädigung der Schleimhaut führt zu einem lang anhaltenden Zilienstillstand.

Antigenapplikation auf sensibilisierte Schleimhaut kann ebenfalls oft eine umschriebene Zilienhemmung bzw. einen Zilienstillstand zur Folge haben. Tabakrauch, Stäube und gasförmige Agenzien, die mit der Atemluft aufgenommen werden, können den Zilienschlag in der Frequenz beeinflussen.

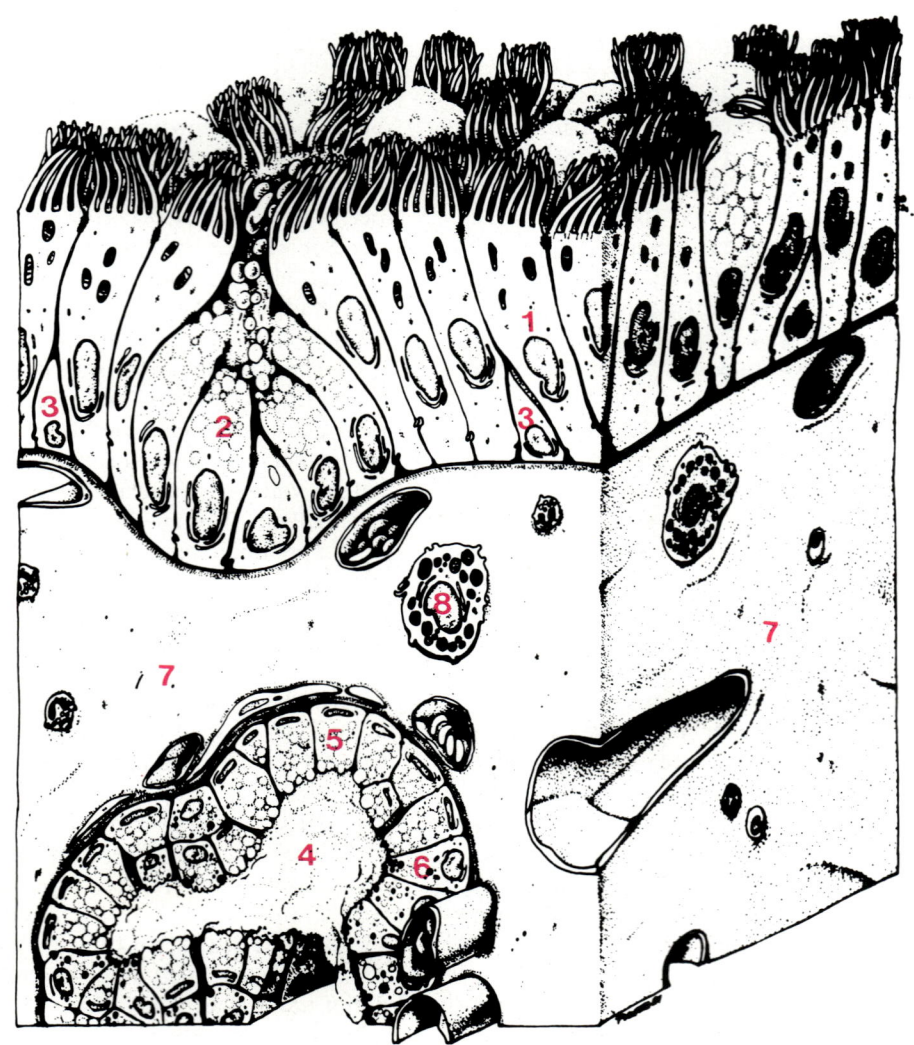

Abb. 5: Dreidimensionale Reproduktion: Struktur und Funktion der Nasenschleimhaut.

1: Zilienzellen des Oberflächenepithels
2: Becherzellen
3: Basalzellen
4: Nasale Drüse
5: Muköse Epithelzelle
6: Seröse Epithelzelle
7: Gefäßführendes Stroma mit mobilen Bindegewebszellen
8: Mastzellen

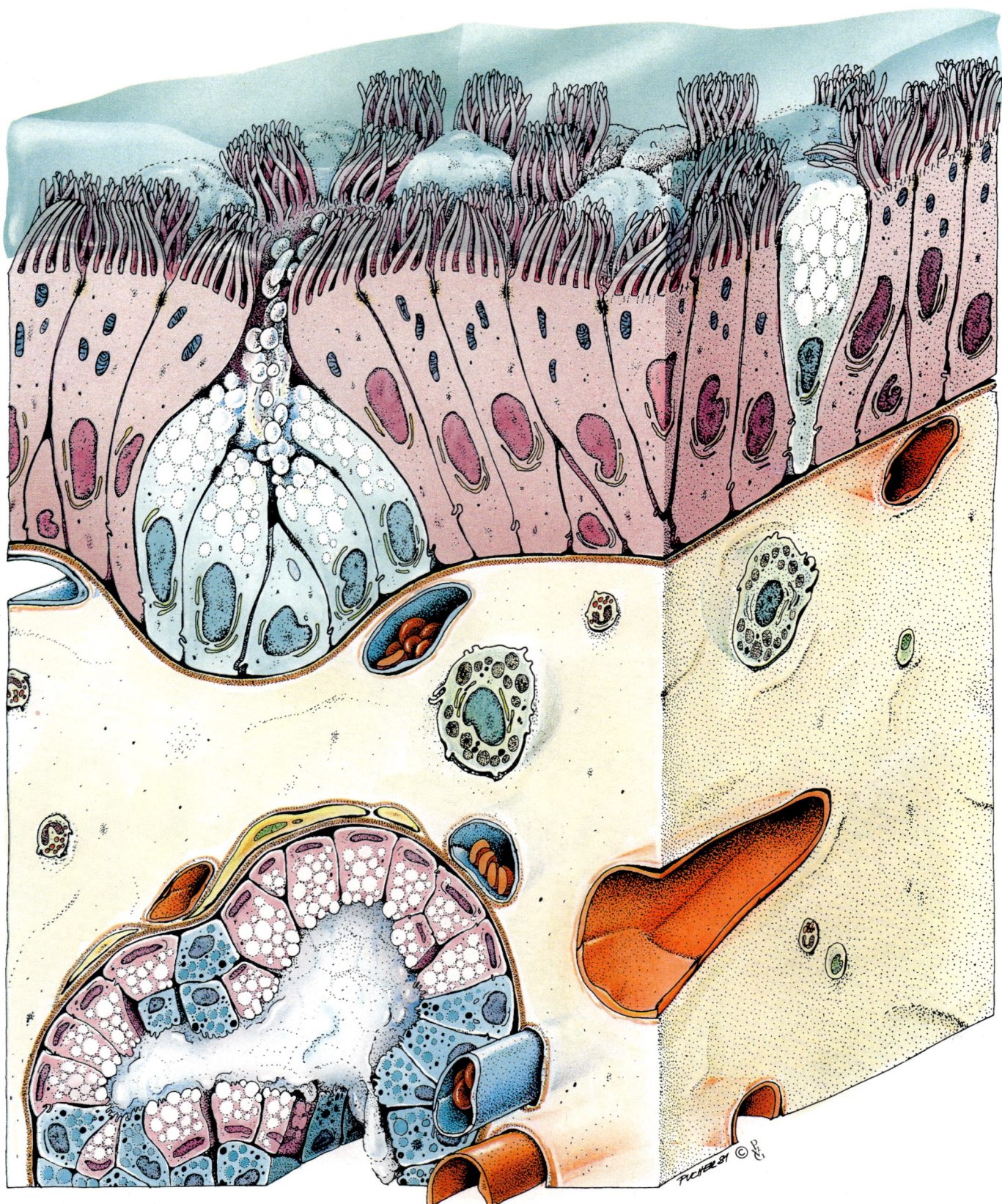

15

Abb. 6: Blick auf die Nasenschleimhaut.
Etwas unregelmäßige, samtartige Oberfläche des Epithels.

Rasterelektronenmikroskopische Aufnahme
Vergr.: 224 x

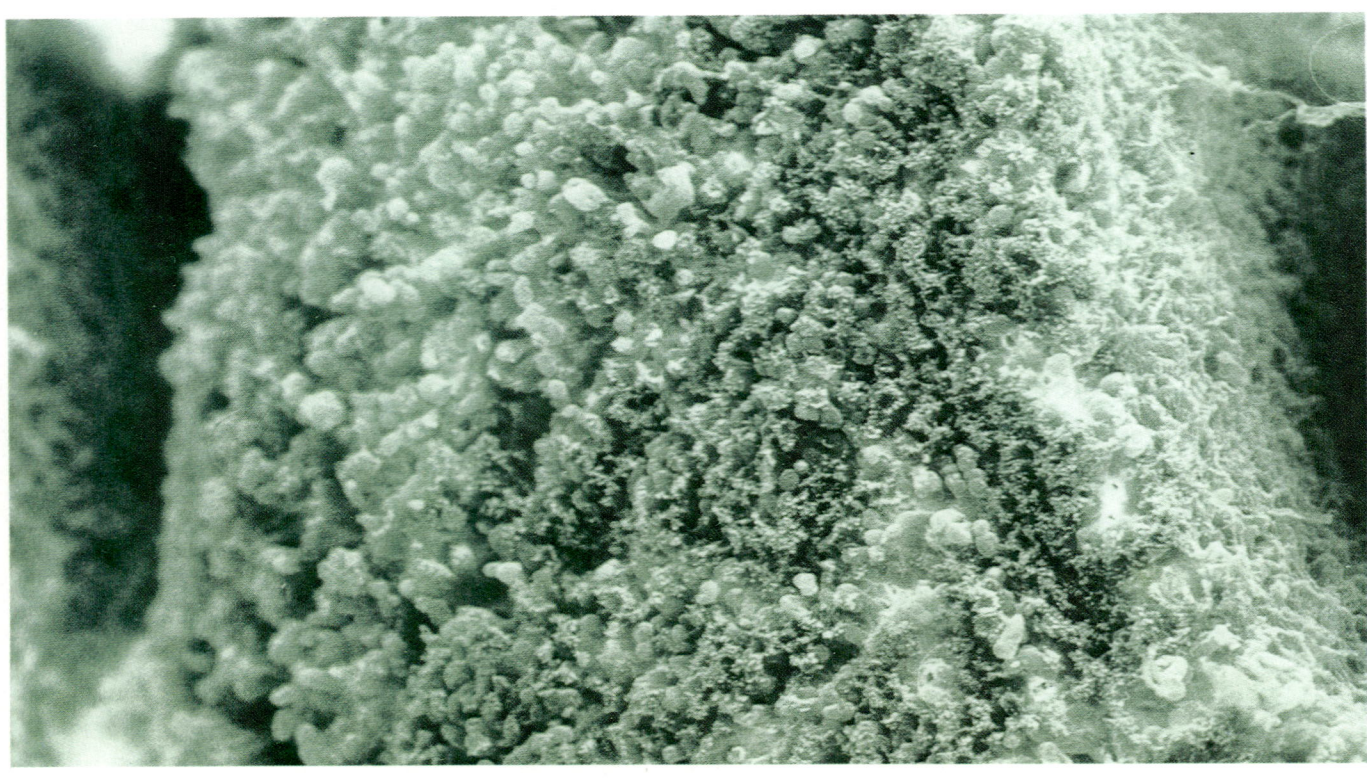

Aus der Atemwegsforschung Thomae

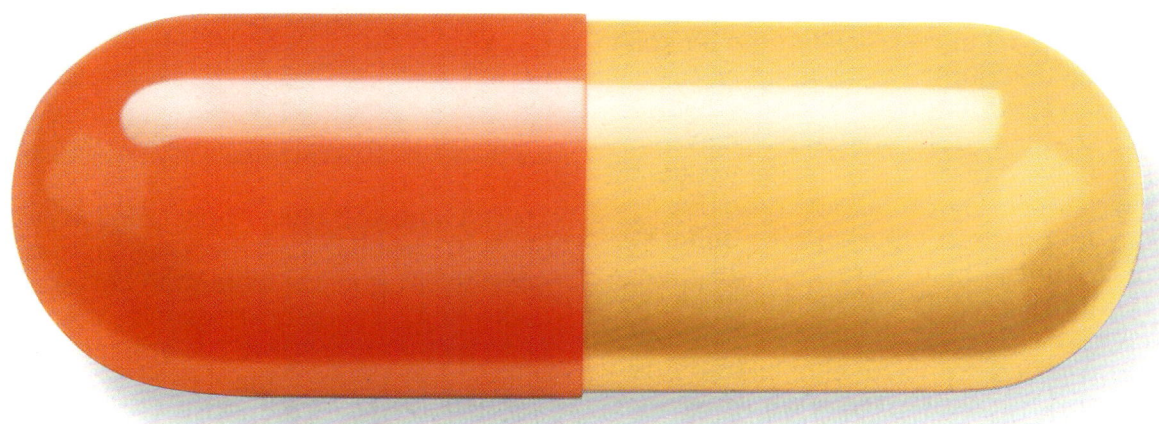

Der 24-Stunden-Schleimbagger

Mucosolvan® Retardkapseln

Das erste Sekrettherapeutikum in Retardform

Mit der neuentwickelten Applikationsform Mucosolvan Retardkapsel steht erstmals ein Sekrettherapeutikum in Retardform zur Verfügung. Dies ermöglicht eine über 24 Stunden anhaltende bronchiale Reinigung mit nur 1 Kapsel täglich.

Mucosolvan normalisiert die gestörten tracheobronchialen Reinigungsmechanismen durch polyvalentes Eingreifen. Es reguliert die muköse Schleimproduktion durch Rückbildung von Schleimzysten zu regelrechten Drüsenschläuchen. Gleichzeitig wird die seröse Schleimproduktion aktiviert und so die Schleimviskosität wesentlich gesenkt. Durch Stimulierung der Surfactantbildung fördert Mucosolvan außerdem die Ablösung zähen Sekrets von der Tracheobronchialwand. Die gezielte Aktivierung des Flimmerepithels führt zu einer verstärkten Sekretomotorik und damit zur schnelleren Ausschleusung des tracheobronchialen Schleims. Wirkungsvolle Sekretolyse und wesentliche Verbesserung der Expektoration sind das Ergebnis der Mucosolvan-Therapie.

Durch die spezielle Mikroverkapselung des Wirkstoffs Ambroxol und seine idealen Resorptionseigenschaften wird über 24 Stunden ein wirksamer Plasmaspiegel aufrechterhalten.

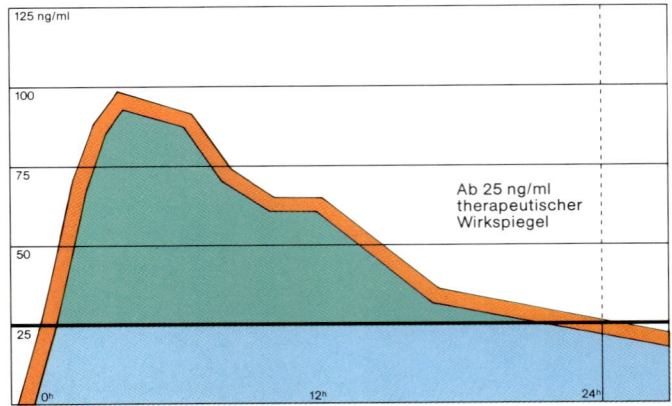

Ab 25 ng/ml therapeutischer Wirkspiegel

Die Gabe von nur 1 Kapsel täglich reicht aus, um den gewünschten therapeutischen Effekt zu erzielen. Wegen der einfachen Dosierung ist diese Applikationsform besonders gut für die Langzeittherapie sowie zur Behandlung berufstätiger und älterer Patienten geeignet.

Zusammensetzung: 1 Mucosolvan Retardkapsel enthält 75 mg Ambroxolhydrochlorid.
Anwendungsgebiete: Akute und chronische Atemwegserkrankungen mit gestörter Sekretbildung, insbesondere akute und chronische Bronchitiden, asthmoide Bronchitis, Asthma bronchiale, Bronchiektasien; ferner Laryngitis, Sinusitis und Rhinitis sicca.
Gegenanzeigen: In Tierversuchen wurde festgestellt, daß Mucosolvan auch bei hoher Dosierung keine keimschädigenden Eigenschaften besitzt. Trotzdem wird, wie bei allen Arzneimitteln, von der Anwendung während der ersten drei Schwangerschaftsmonate abgeraten.
Tagesdosis: Erwachsene: 1 Retardkapsel morgens oder abends nach der Mahlzeit mit etwas Flüssigkeit.
Darreichungsform und Packungsgrößen: OP mit 10 Stück (N 1) DM 17,05, OP mit 30 Stück (N 2) DM 43,75, OP mit 100 Stück (N 3) DM 126,55. Klinikpackungen. Preisänderung vorbehalten.

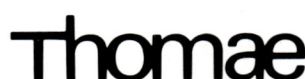 Dr. Karl Thomae GmbH
Biberach an der Riss

Abb. 7: Struktur des Oberflächenepithels der Nasenschleimhaut.
Seitlicher Blick auf einen Epithelbruch. Schlanke Zellen, die durch einen schmalen Zytoplasmaausläufer mit der Basallamelle (BL) in Verbindung stehen. Auf der Epitheloberfläche gleichmäßiger Zilienbesatz.

Rasterelektronenmikroskopische Aufnahme
Vergr.: 240 x

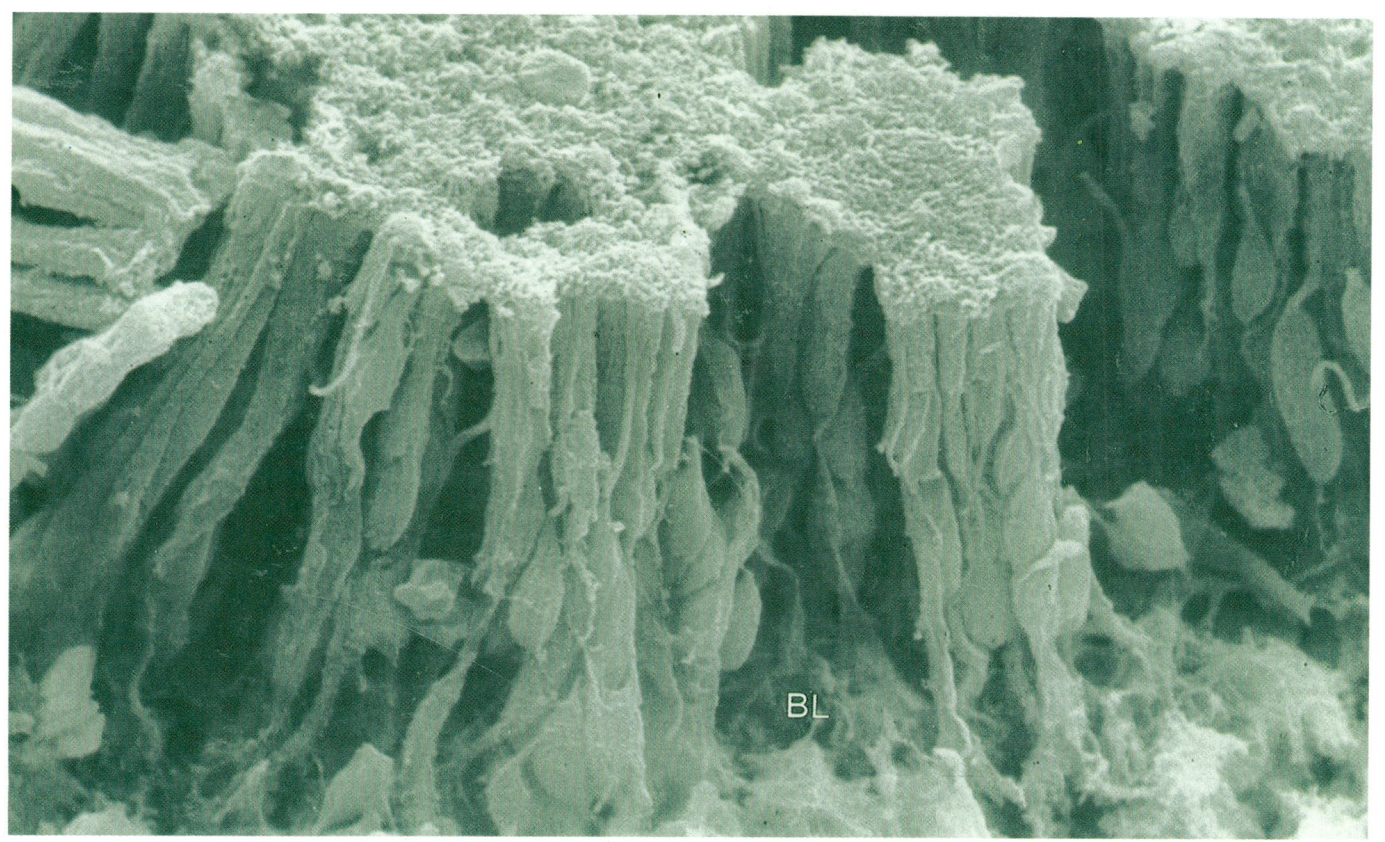

Abb. 8: Zilienbesatz des Oberflächenepithels.
Gleichmäßig angeordnete, härchenartige Zilien auf der Epitheloberfläche. Zilienbesatz auch auf den Epithelzellen von Ausführungsgängen der nasalen Drüsen.

Rasterelekronenmikroskopische Aufnahme
Vergr.: 4000 x

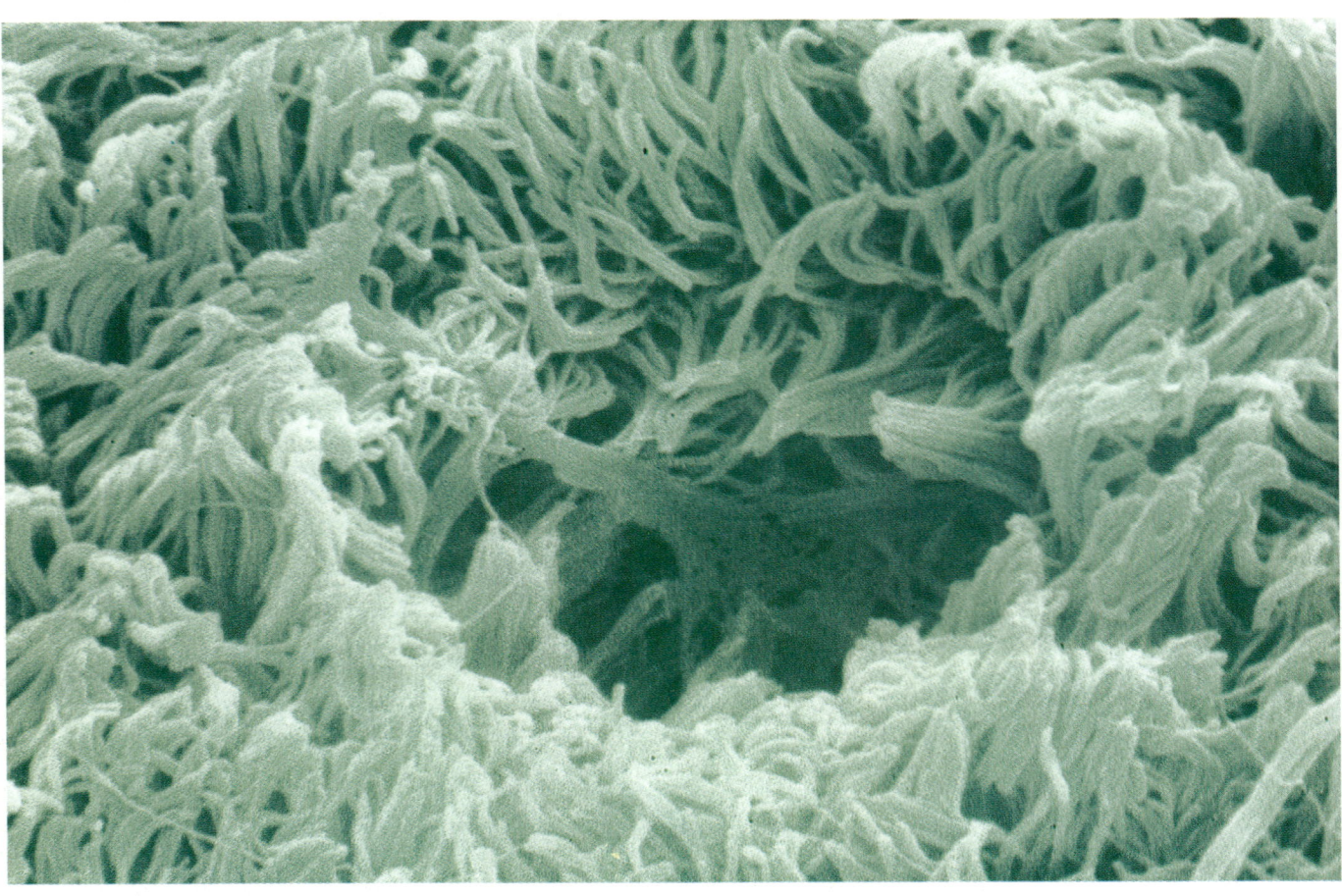

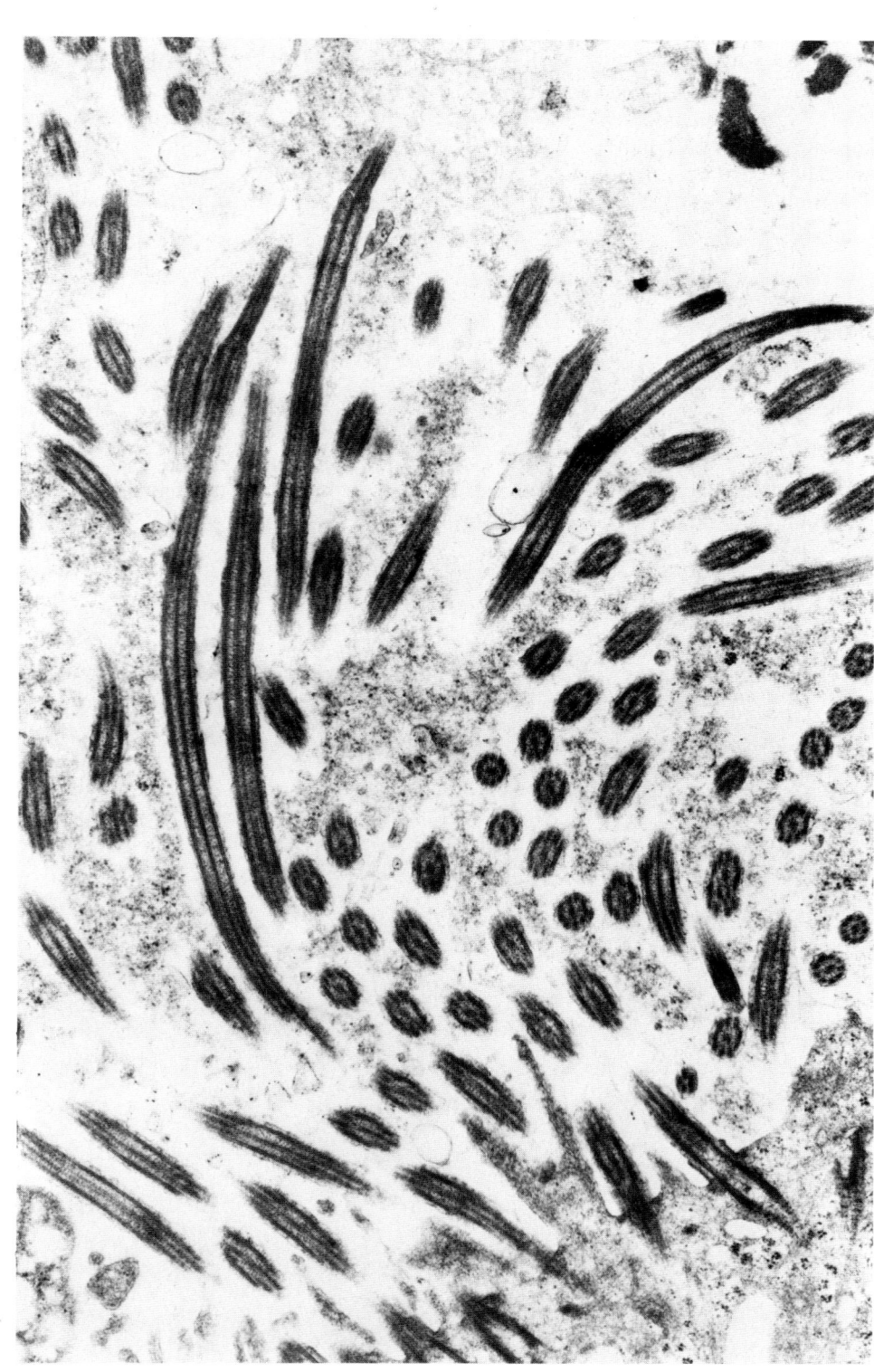

Abb. 9: Zilien auf der Oberfläche einer Epithelzelle.
Die Innenstruktur der Zilien ist durch gleichmäßig angeordnete, im Anschnitt teils längs, teils quergetroffene Tubuli gekennzeichnet.

Transmissionselektronenmikroskopische Aufnahme
Vergr.: 12 000 x

2.2. Becherzellen

Die Sekretbildung findet in der Nasenschleimhaut im Oberflächenepithel und in den tieferliegenden nasalen Drüsen statt. Im Oberflächenepithel bilden Becherzellen Sekret und geben es auf die Oberfläche ab. Im Gegensatz zu den tieferen Abschnitten des Respirationstraktes ist die Zahl der Becherzellen im Verhältnis zu den Zilienzellen außerordentlich stark wechselnd und unterliegt einer relativ großen regionalen und individuellen Schwankungsbreite. Das Verhältnis zwischen Becher- und Flimmerzellen beträgt im Bereich der respiratorischen Schleimhaut etwa 1:5 als mittlerer Wert.

Die Becherzellen haben eine kelchähnliche Form, die durch die zentral im Zytoplasma angeordneten, reifenden Sekretanteile geprägt wird. Auch diese Zellen sind mit einem schmalen Fuß an der Basallamelle verankert. Die Zellen kommen in den verschiedenen Stadien der Sekretreifung und Sekretabgabe nebeneinander vor.

Der aus einem gleichmäßigen Chromatingerüst bestehende Zellkern liegt an der Zellbasis. In den perinukleären Zytoplasmaanteilen ist ein großer, aus Lamellen und Bläschen bestehender Golgiapparat ausgebildet. Die

Abb. 10: Becherzelle im Oberflächenepithel vor der Freisetzung des Sekretes.
Auf der Zelloberfläche ein Sekretpfropf. Die Zilien benachbarter Zellen werden durch das Sekret zur Seite gedrängt.

Rasterelektronenmikroskopische Aufnahme
Vergr.: 5 100 x

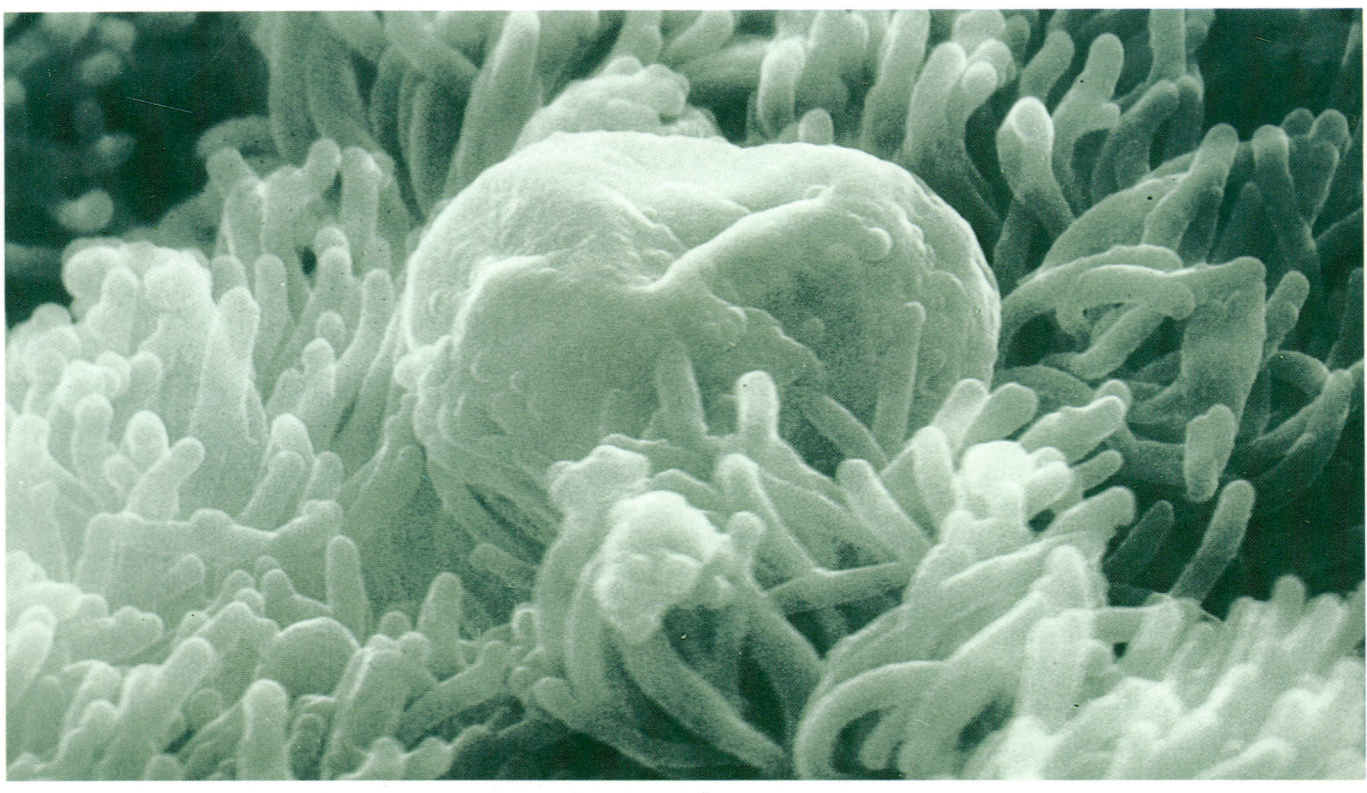

im Zentrum der oberen Zellabschnitte angeordneten Sekrettropfen sind durch eine einfache Membran voneinander abgegrenzt. Die Innenstruktur der Sekrettropfen besteht aus feinflockigem Material, das sich als Ausdruck einer zunehmenden Reife zu dem apikalen Zellanteil immer mehr auflockert. Die Membranbegrenzung der einzelnen Sekrettropfen löst sich zunehmend zur Oberfläche auf. Es bildet sich vor der Sekretabgabe ein breiter zentraler Sekretpfropf, der sich kuppenartig ausstülpt. Beim Reifungsprozeß des Sekretes werden die übrigen Zytoplasmaanteile ganz an den Rand verdrängt. Die Zellmembran öffnet sich über dem Sekret, das auf die Epitheloberfläche abgegeben wird.

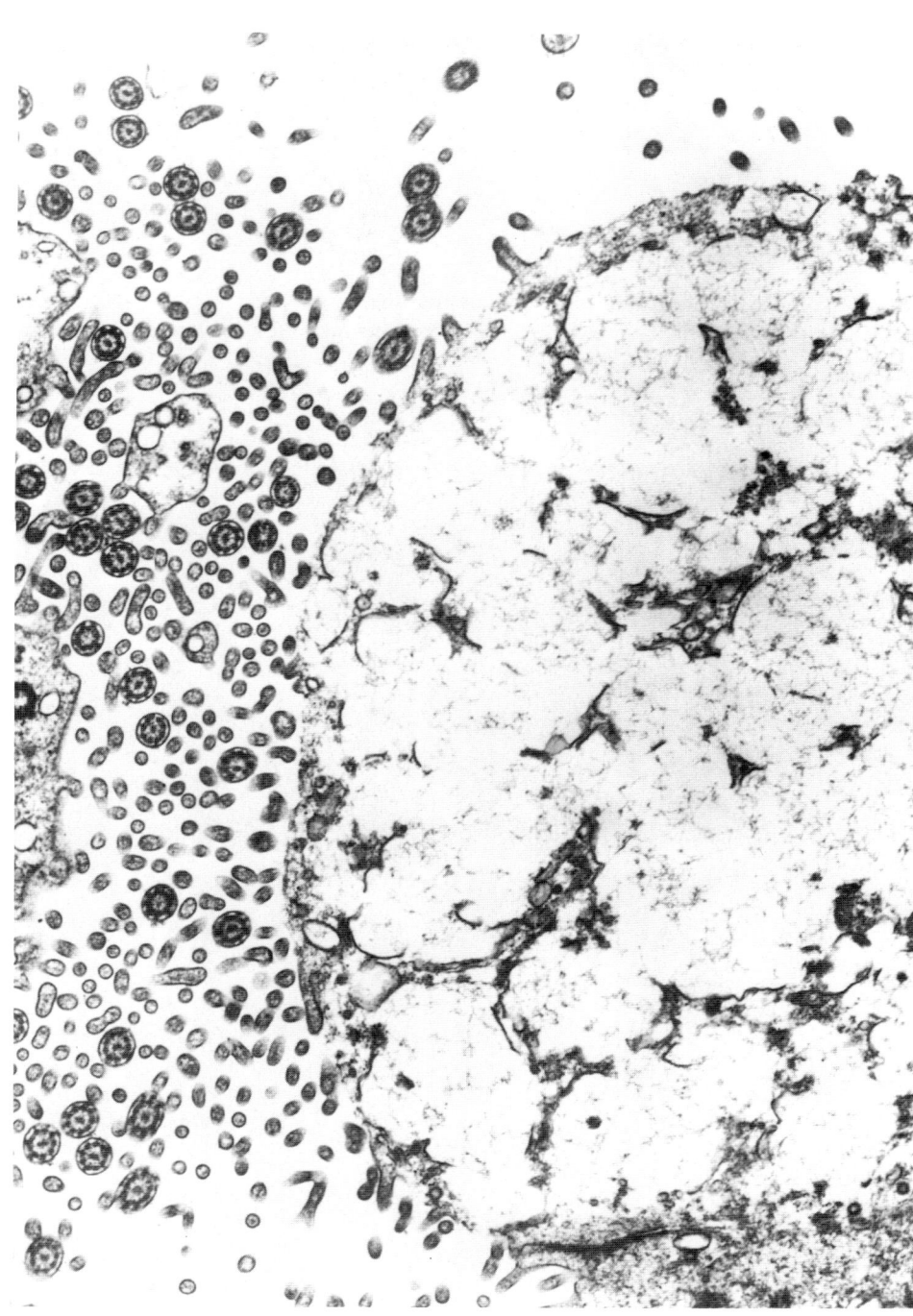

Abb. 11: Sekretkappe einer Becherzelle im Anschnitt.
Die einzelnen Sekrettropfen sind im Zytoplasma durch eine Membran abgegrenzt. Im Inneren eine lockere, feinflockige Matrix. Seitlich eine Verdrängung der Mikrovilli und Zilien der benachbarten Zellen.

Transmissionselektronenmikroskopische Aufnahme
Vergr.: 15 000 x

2.3. Basalzellen

Die Basalzellen liegen zwischen den Zilien- und Becherzellen an der Basis des Epithels. Es sind rundliche bis pyramidenförmige Zellen, die mit einer breiten Fläche der Basallamelle anliegen. Im Bereich des Kontaktes mit der Basallamelle sind Hemidesmosomen ausgebildet. Neben einer feinfilamentären Grundstruktur des Zytoplasmas weisen diese Zellen eine wechselnde Zahl von Organellen auf.

Die Basalzellen werden als teilungsfähige Stammzellen des Epithels angesehen, aus denen sich bei der Regeneration, je nach Bedarf, Becherzellen oder Zilienzellen differenzieren können.

Abb. 12: Basale Epithelzone des Oberflächenepithels.
Blick auf einen Epithelbruch. Die pyramidenförmigen Basalzellen liegen mit breiter Fläche der Basallamelle (BL) an.

Rasterelektronenmikroskopische Aufnahme
Vergr.: 480x

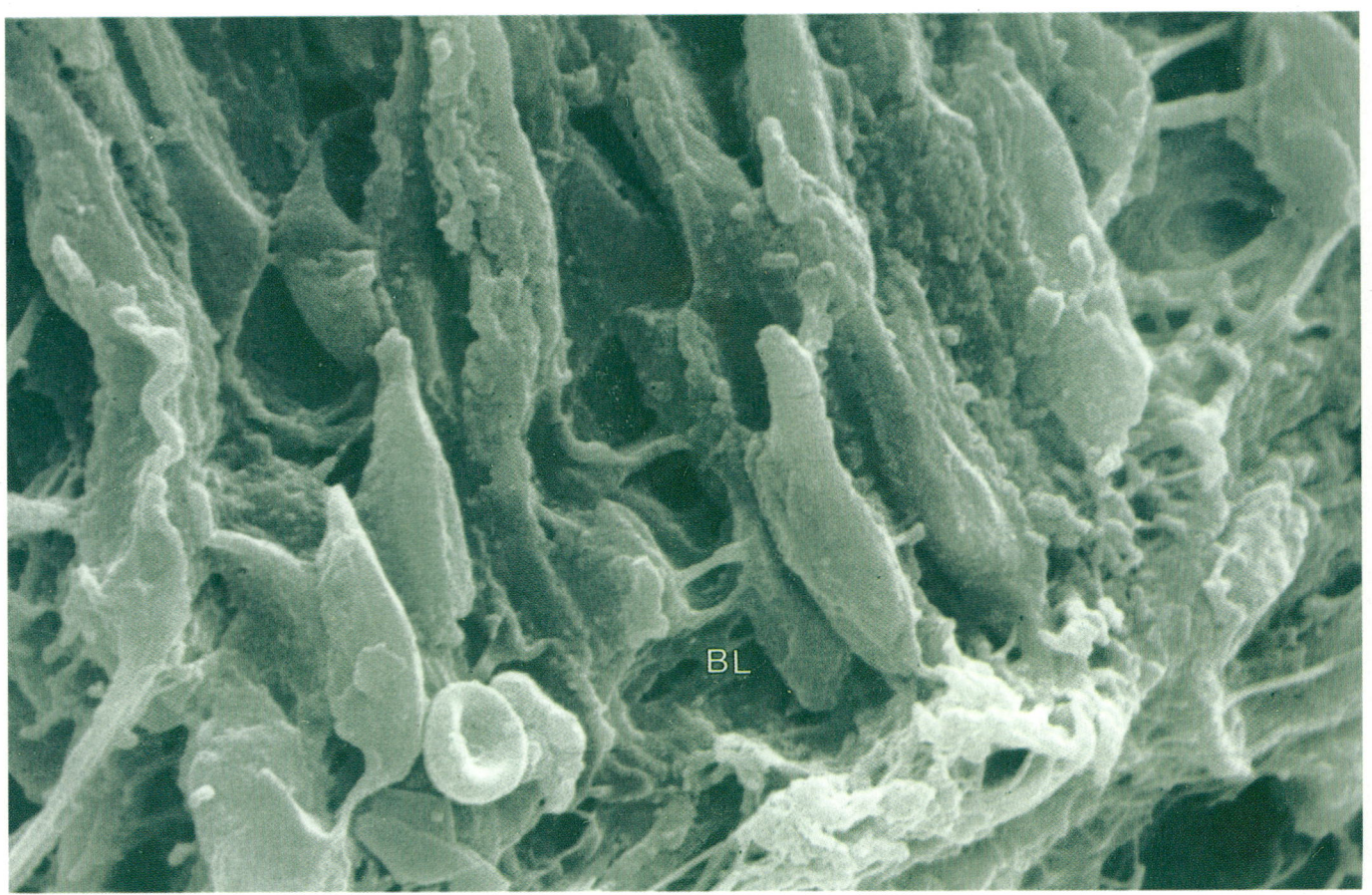

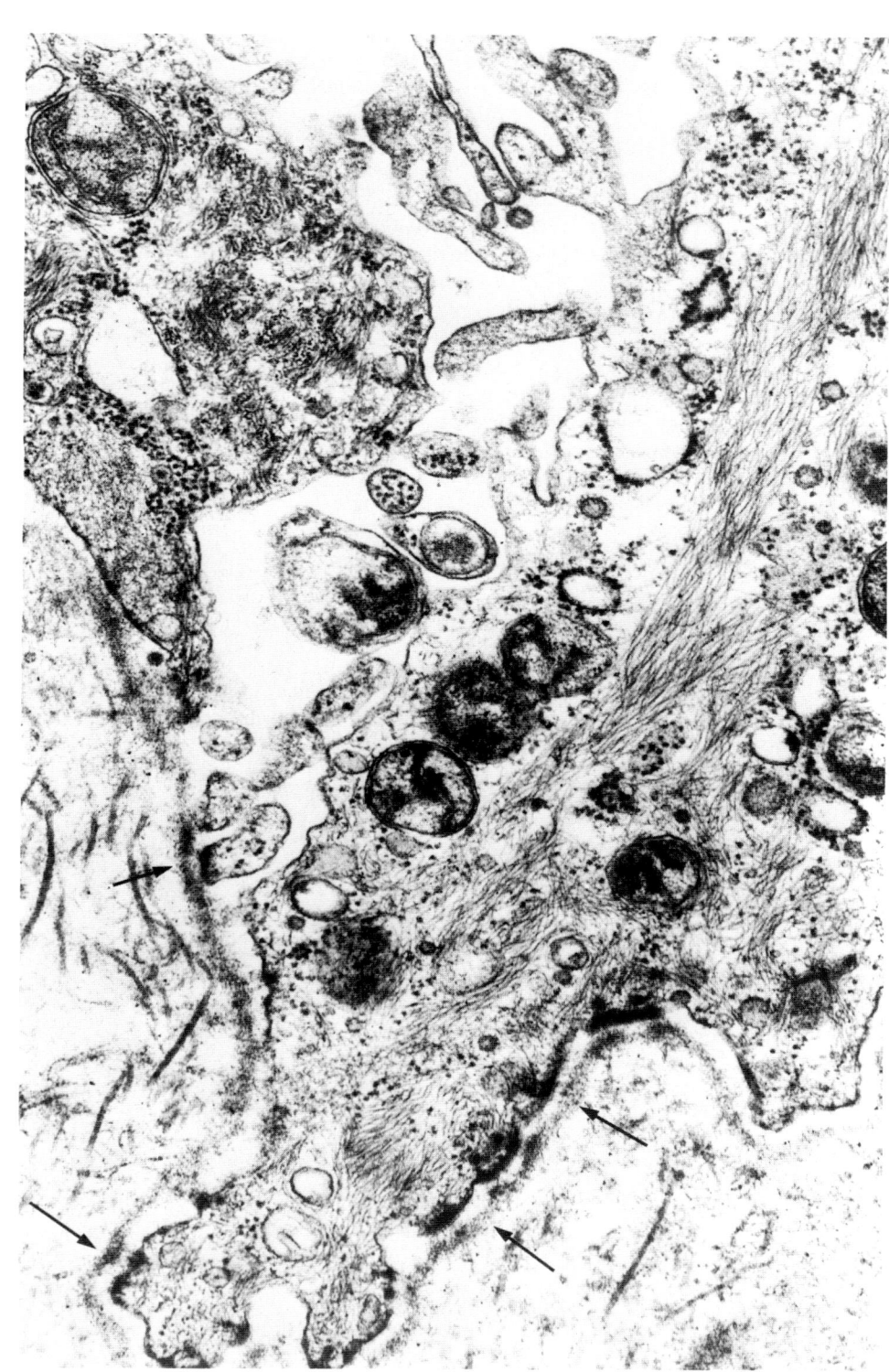

Abb. 13: Basalzelle des Oberflächenepithels.
Die Zelle liegt mit breiter Fläche der Basallamelle an. In gleichmäßiger Verteilung Bildung von Hemidesmosomen (↑). Im Zytoplasma der Zelle neben Zellorganellen eine feinfilamentäre Grundstruktur.

Transmissionselektronenmikroskopische Aufnahme
Vergr.: 18 000 x

2.4. Nasale Drüsen

Ein Teil des Nasensekretes wird in den tiefer im Bindegewebe liegenden gemischten Drüsen gebildet. Es handelt sich dabei um tubuloalveoläre Drüsen, die durch schmale Ausführungsgänge mit der Schleimhautoberfläche in Verbindung stehen. Der Anteil an serösen und mukösen Epithelzellen wechselt. Das Verhältnis zwischen beiden Zellbestandteilen beträgt 1:1. Die Azini liegen in kleinen Gruppen zusammen. Die mukösen Anteile bestehen aus Becherzellen, die prinzipiell den gleichen Aufbau zeigen wie im Oberflächenepithel. Sie sind in ihrer Form gedrungener und liegen mit einer breiteren Fläche der Basallamelle an. Sekretbildung, -reifung und -abgabe vollziehen sich in gleicher Weise wie an den Becherzellen des Oberflächenepithels. Das Sekret wird in das Lumen der Azini abgegeben und vermischt sich hier mit dem serösen Sekretanteil.

Die serösen Drüsenzellen haben eine pyramidenartige Form. Sie liegen mit einer breiten Basis der Basallamelle an und verjüngen sich zum Lumen des Azinus. Auf der Zelloberfläche sind unterschiedlich hohe Mikrovilli ausgebildet. Der aus einem lockeren Chromatingerüst geformte Zellkern liegt in den basalen Zellabschnitten. In den Kernen können ein bis zwei Nukleoli angeordnet sein. Um den Zellkern gruppiert liegt rauhes endoplasmatisches Retikulum sowie ein Golgifeld und eine wechselnde Zahl von Mitochondrien. Über dem Zellkern zum apikalen Zellpol sind die Sekretgranula angeordnet. Sie bestehen aus einer feingranulären, relativ dichten homogenen Matrix und sind außen von einer einfachen Membran abgegrenzt. Die unterschiedliche Dichte läßt auf einen unterschiedlichen Reifungsgrad der Granula schließen. In der zytoplasmatischen Matrix kann eine unregelmäßig ausgebildete, feinfilamentäre Grundstruktur bestehen, die in den Randabschnitten der Zellen eine Ausrichtung auf die Desmosomen aufweist.

Die Sekretgranula wandern in die apikale Zellregion. Sie legen sich von innen der Zellmembran an. Die Grenzmembran der Sekrettropfen verschmilzt mit der Zellmembran. Die Zellmembran öffnet sich über dem Sekrettropfen und der Inhalt des flächenförmigen Gebildes wird in das Lumen abgegeben.

In unregelmäßiger Verteilung liegen den Azini außen Myoepithelzellen an, die durch kontraktile Elemente des Zytoplasmas gekennzeichnet sind und durch Kontraktion bei der Sekretabgabe und beim Sekrettransport auf die Oberfläche der Schleimhaut mitwirken.

Abb. 14: Nasale Drüsen.
Tubuloalveoläre Drüsen mit serösen und mukösen Anteilen. Im benachbarten lockeren Bindegewebe zwischen den Azini einzelne Lymphozyten und Plasmazellen.

Lichtmikroskopische Aufnahme
Färbung: Basisches Fuchsin und Methylenblau, Vergr.: 900 x

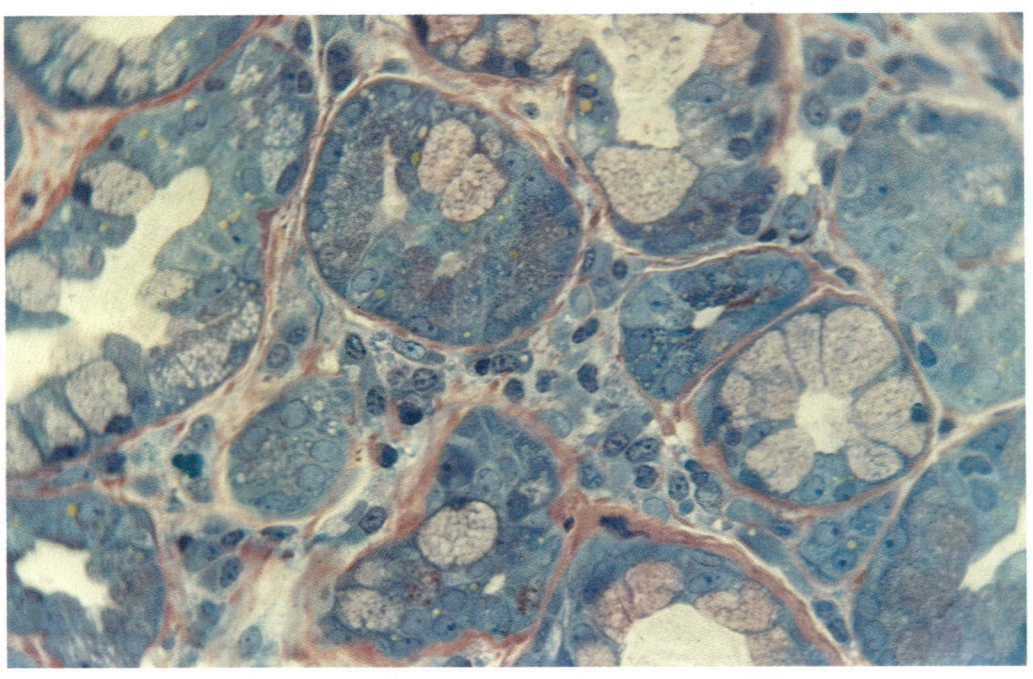

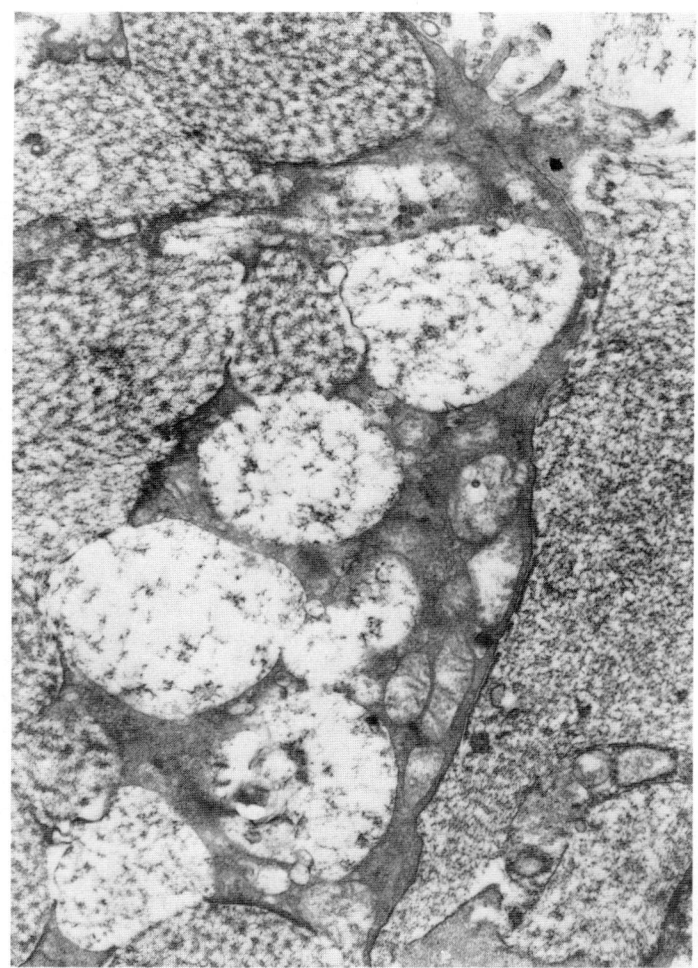

Abb. 15: Muköse Drüsenzelle aus einer nasalen Drüse. Im apikalen Zellanteil dicht gelagerte Prosekrettropfen mit unterschiedlich dichter, feinflockiger Matrix als Ausdruck eines unterschiedlichen Reifungsgrades.

Transmissionselektronenmikroskopische Aufnahme
Vergr.: 30 000 x

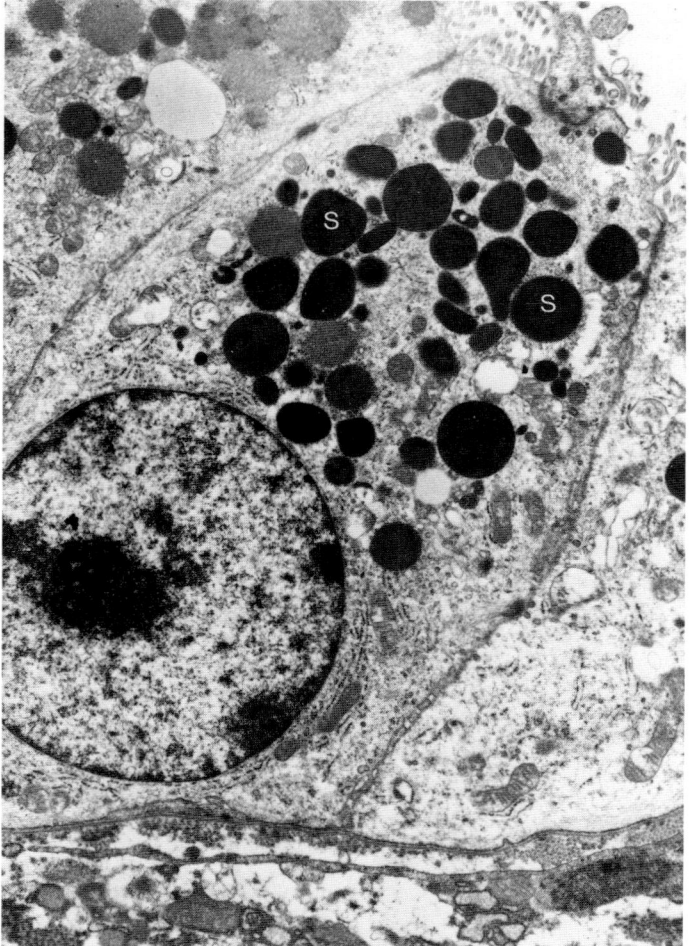

Abb. 16: Pyramidenförmige, seröse Drüsenzelle einer nasalen Drüse.
Basalständiger Zellkern. In den apikalen Zellabschnitten dicht angeordnete Prosekretgranula (S).

Transmissionselektronenmikroskopische Aufnahme
Vergr.: 12 000 x

2.5. Sekret

Im gesamten Respirationstrakt bildet ein ausgewogenes Verhältnis mechanischer und chemischer Systeme einen Schutzmechanismus gegen eingeatmetes Fremdmaterial mit einer erheblichen Clearance-Funktion. Die physikalischen Eigenschaften des Sekretes, die eine ungestörte Ziliartätigkeit ermöglichen, werden durch bestimmte Substanzklassen gewährleistet. Proteoglykane mit einem hohen Anteil an Polysacchariden und Sialinsäuren ergeben durch die große Zahl hydrophiler Gruppen in den Makromolekülen bereits bei geringer Konzentration mit Wasser Lösungen hoher Viskosität. Die Proteoglykane, mit der Trivialbezeichnung "Mucine", enthalten die Polysaccharide, glykosidisch an β- bzw. γ-Karbolgruppen von Asparagin- bzw. Glutaminsäureresten des Polypeptidanteiles gebunden. Bindungen über OH-Gruppen des Serins bzw. Threonins kommen ebenfalls vor. Nach elektrophoretischen Befunden stellt das Mucin des menschlichen Nasensekretes ein komplexes Gemisch verschiedener chemischer Substanzen dar. Der Gesamtanteil des Mucins am Nasensekret beträgt 1,3 bis 3 %; 95 bis 97 % des Sekretes bestehen aus Wasser.

Bei gleicher chemischer Zusammensetzung besteht die Schleimschicht der Nase normalerweise aus einer hochviskösen äußeren und einer flüssigen inneren periziliaren Schicht. Durch den peitschenartigen Schlag der Zilien tauchen in der choanalwärts gerichteten Transportphase die Spitzen der Zilien in den höher viskösen Schleimteppich ein und transportieren diesen nach Art eines Förderbandes choanalwärts. In der Rückschlagphase knikken die Zilien ab und bewegen sich in der dünnflüssigen, periziliaren Schicht zurück. Die unterschiedliche Beschaffenheit des Sekretes wird dadurch bedingt, daß das Sekret von dem Solzustand in der Innenlage in den Gelzustand übergeht. Die Faktoren, die diesen Übergang bedingen, sind weitgehend unbekannt. Der CO_2-Gehalt der Atemluft, die Verdunstung und der Ionentransport in den Schichten sollen eine Rolle spielen.

Markierte Partikel werden in ca. 20 Minuten vom vorderen Anteil der Nase zu den Choanen transportiert. Feuchtigkeits- und Temperaturanstieg beschleunigen den Transport. Eine Erhöhung der CO_2-Konzentration, eine extreme Temperaturerhöhung und -erniedrigung hemmen dabei die Ziliaraktivität.

2.6. Stroma

Das Stroma der Nasenschleimhaut besteht aus einem lockeren Bindegewebe, in dem mobile und ortsständige Zellen zu unterscheiden sind. Die ortsständigen Zellen sind die Fibroblasten und die Zellbestandteile der Gefäßwand. Die Fibroblasten sind langgestreckte, häufig aufgezweigte Zellen, die mit ihren Zytoplasmaausläufern miteinander in Verbindung treten und eine gerüstartige Grundstruktur bilden. In einem zentralen Anteil dieser Zellen liegt der Zellkern mit einem Golgifeld und unterschiedlich, reichlich rauhem endoplasmatischem Retikulum. Im Zytoplasma werden die Tropokollagenfasern gebildet, die sich nach Ausschleusung in den Extrazellularraum zu Kollagenfasern ordnen.

Die Gefäße sind unterschiedlich weit. Die Endothelzellen enthalten neben dem Zellkern nur wenig Organellen. In der zytoplasmatischen Matrix ist eine unterschiedlich dichte, feinfilamentäre Grundstruktur ausgebildet. Im Zytoplasma liegen in unregelmäßiger Verteilung Pinozytosebläschen. Den Gefäßwänden liegen außen zum Teil von einer Basallamelle umgebene Perizyten an.

In dem Maschenwerk des Stromas sind die mobilen Zellen angeordnet. Es handelt sich dabei um Lymphozyten, Plasmazellen, Histiozyten, eosinophile Granulozyten und Mastzellen. Das lockere Bindegewebe wird von Kollagenfasern durchzogen, die ihre Mikrofibrillen untereinander austauschen. Das Bindegewebe erhält dadurch eine Zugfestigkeit. Die Elastizität des Bindegewebes wird durch elastische Fasern gewährleistet, die sich in den Maschen des Bindegewebes aufzweigen. Um die Gefäße sind retikuläre Fasern angeordnet. Die Kapillaren werden von Nervenfasern begleitet.

Der Gesamtanteil an Fasern wird als geformte Interzellularsubstanz aufgefaßt. Eine eiweißarme, amorphe, durchsichtige Masse bildet die zweite Komponente der Grundsubstanz. Sie enthält Proteine und Mukopolysaccharide. Sie hat eine gelartige Konsistenz und füllt die Räume zwischen den Zellen, Gefäßen und Fasern aus. Sie ist der Träger für die Nährstoffe und die Stoffwechselabbauprodukte und somit ein wesentlicher Bestandteil des Gewebestoffwechsels.

Abb. 17: Stroma der Nasenschleimhaut.
In einem lockeren bindegewebigen Gerüst liegen Blutgefäße. Zwischen den Maschen des Kollagengerüstes mobile Bindegewebszellen.

Rasterelektronenmikroskopische Aufnahme
ungefärbter histologischer Schnitt
Vergr.: 1 640 x

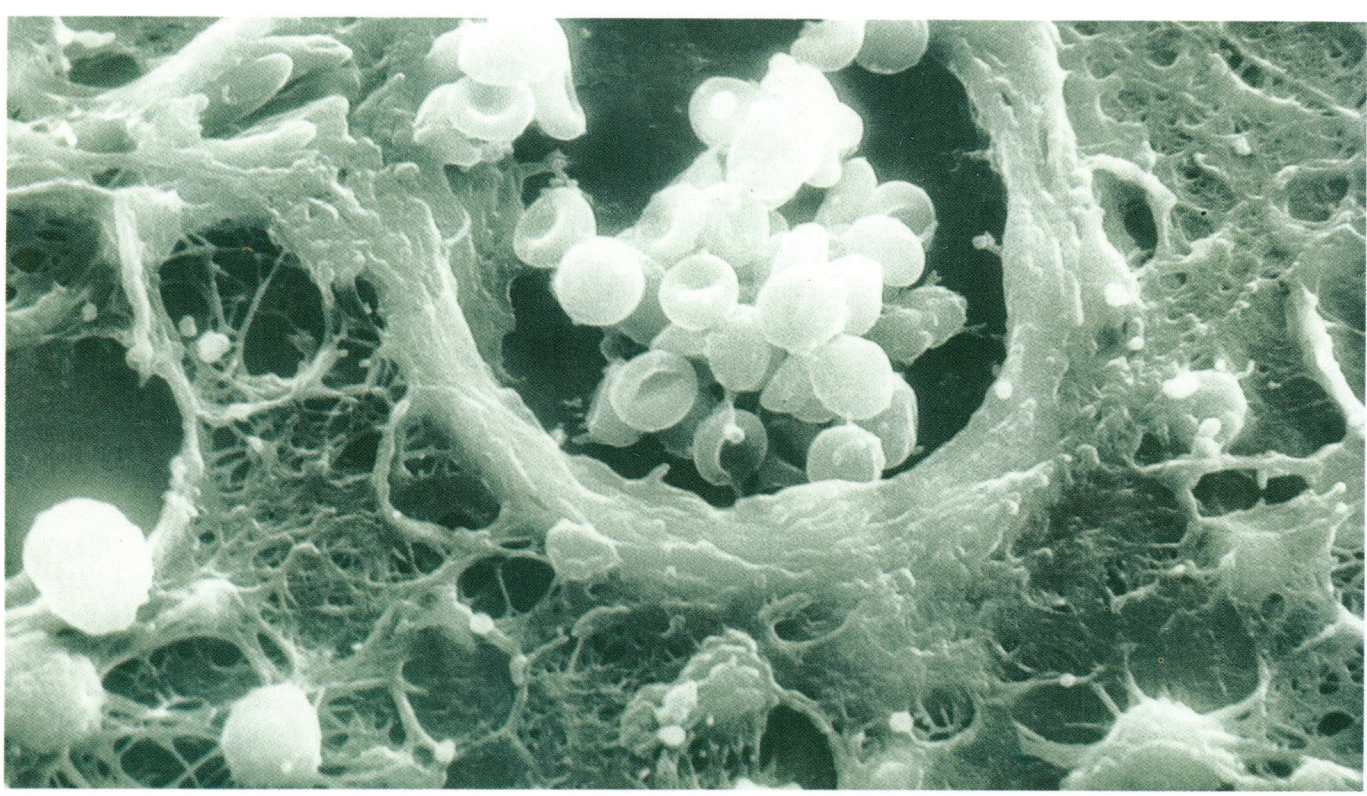

Abb. 18: Fibroblast aus dem Stroma der Nasenschleimhaut.
In der Umgebung des Zellkernes rauhes endoplasmatisches Retikulum und einzelne Mitochondrien. Die Fibroblasten treten durch schmale Zytoplasmaausläufer miteinander in Kontakt (↑).

Transmissionselektronenmikroskopische Aufnahme
Vergr.: 18 000 x

Abb. 19: Kapillare im Stroma der Nasenschleimhaut.
Die Endothelzellen (En) sind organellenarm. Im Zytoplasma zum Teil eine feinfilamentäre Grundstruktur und Pinozytosebläschen. Außen eine gleichmäßig angeordnete Basallamelle.

Transmissionselektronenmikroskopische Aufnahme
Vergr.: 8 000 x

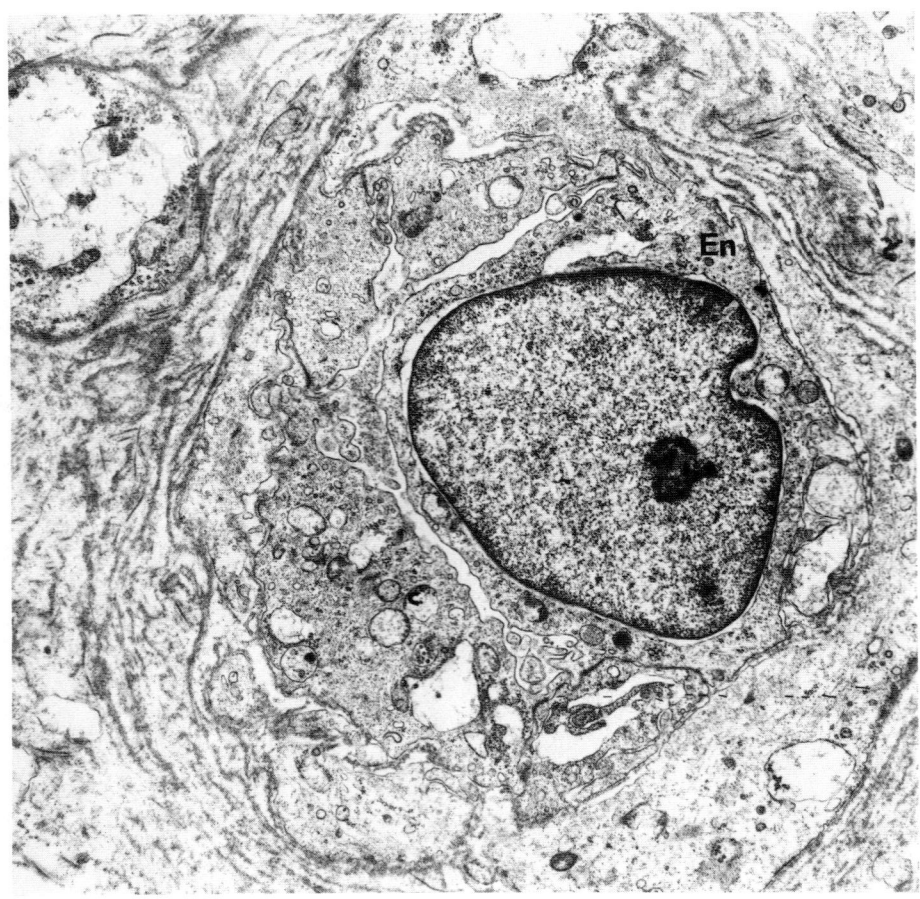
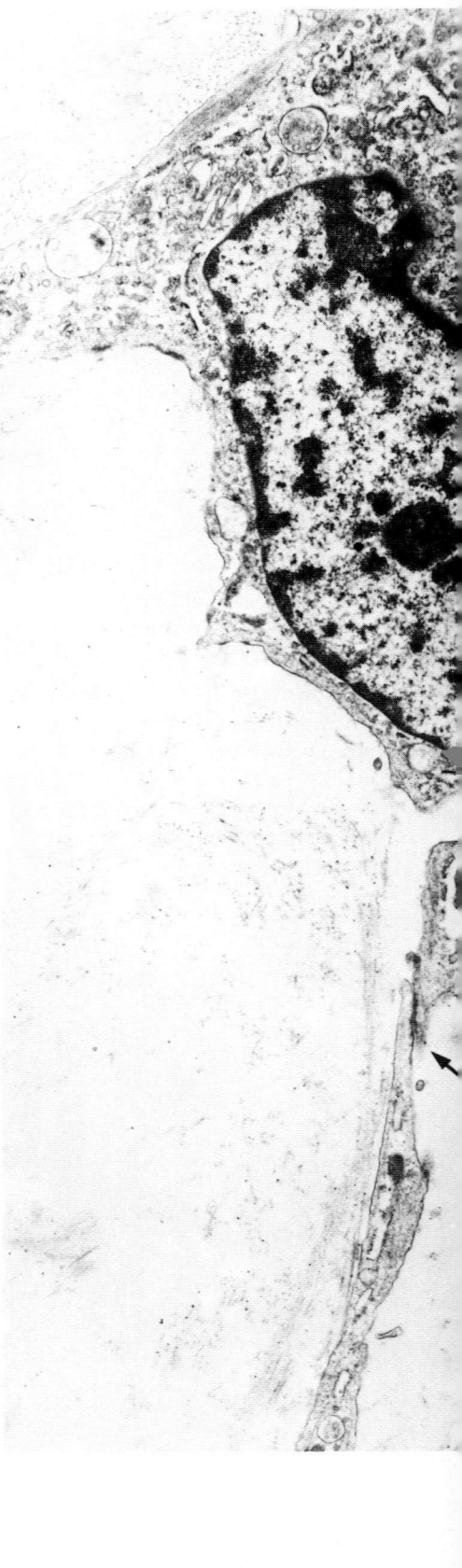

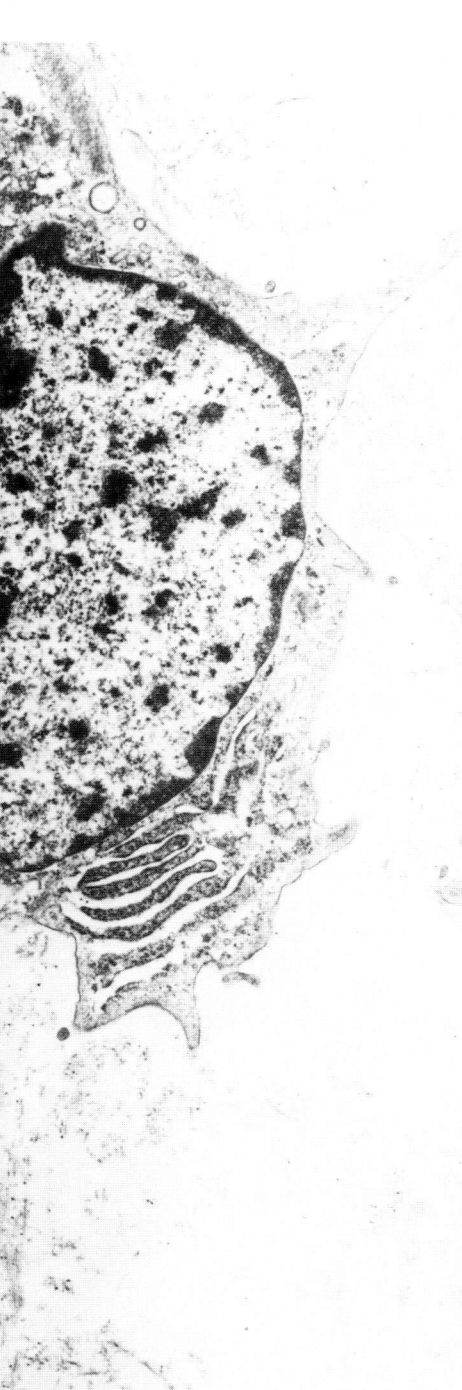

Abb. 20: Lymphozyt aus dem Stroma der Nasenschleimhaut.
Gleichmäßig runder Zellkern mit dichtem Chromatingerüst. Schmaler, organellenarmer Zytoplasmaanteil.

Transmissionselektronenmikroskopische Aufnahme
Vergr.: 18 000 x

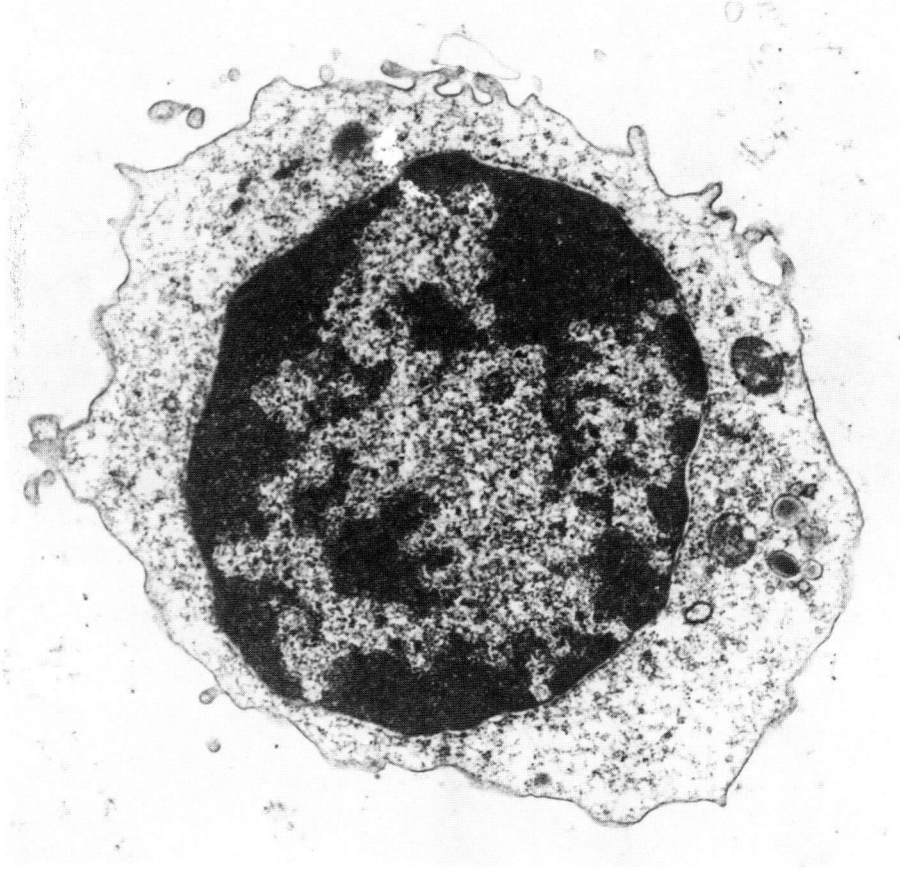

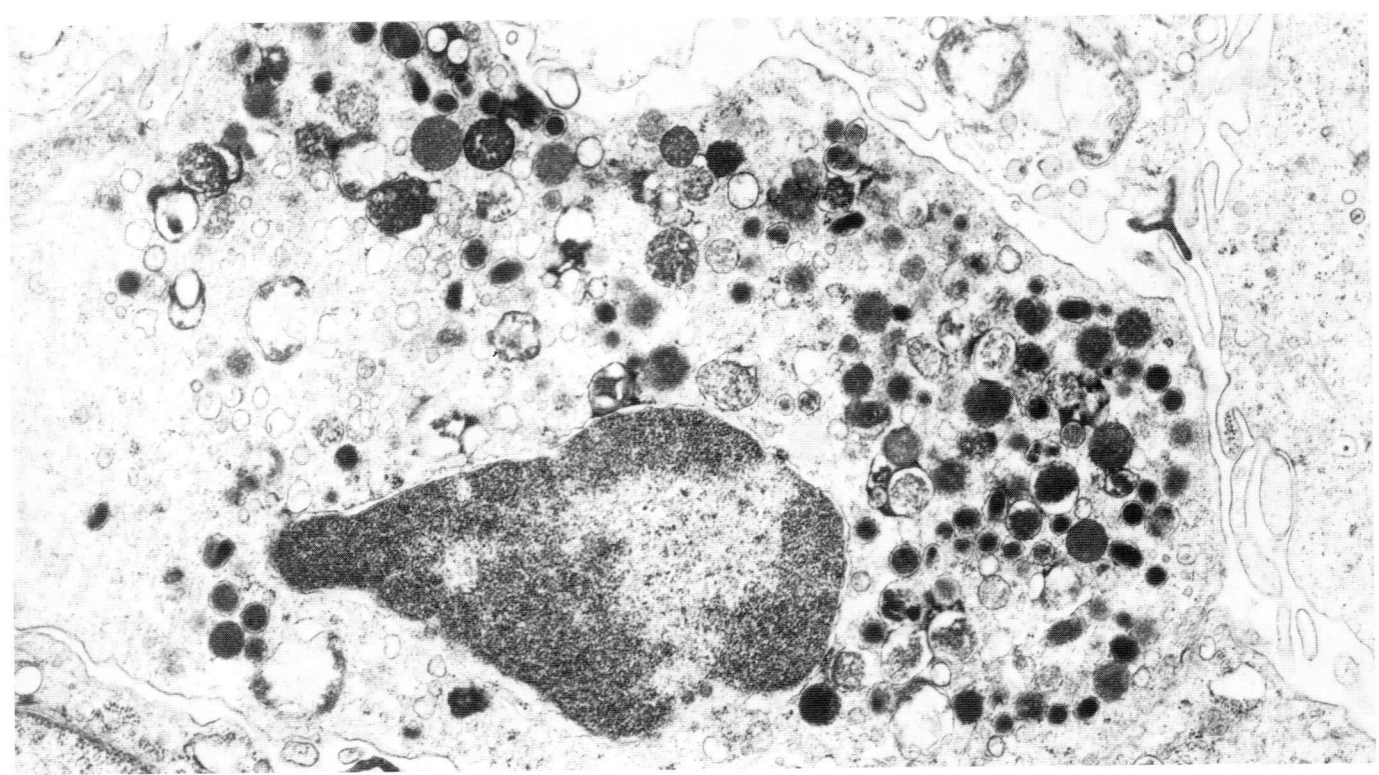

Abb. 21: Mastzelle aus dem Stroma der Nasenschleimhaut.
Im Zytoplasma durch eine einfache Membran abgegrenzte Granula mit granulärer Grundstruktur und zum Teil geschichteten Membranen.

Transmissionselektronenmikroskopische Aufnahme
Vergr.: 8 000 x

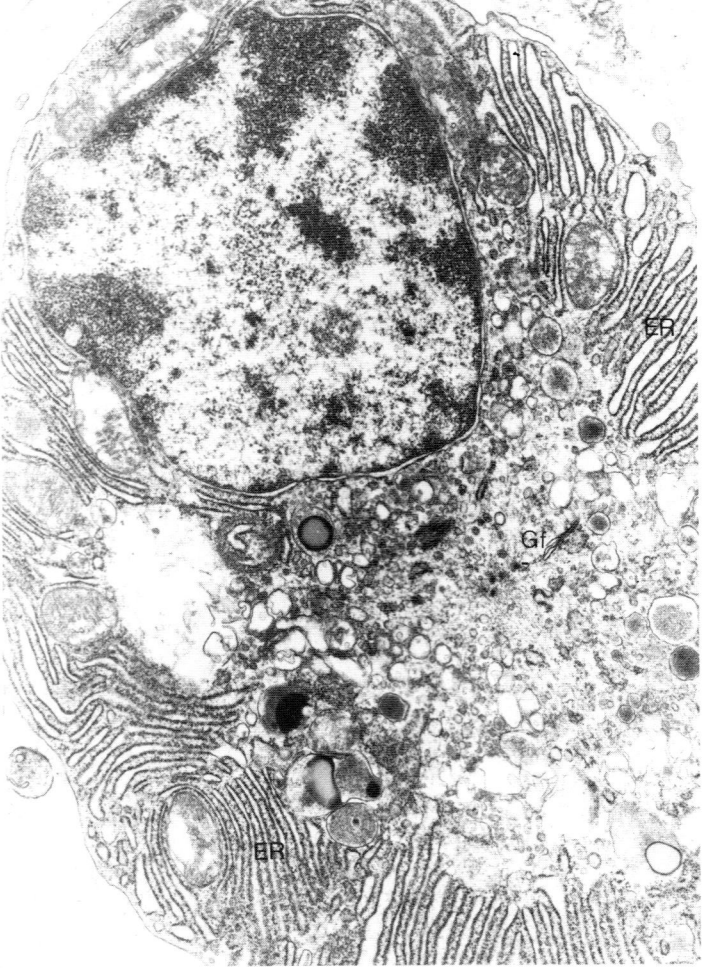

Abb. 22: Plasmazelle aus dem Stroma der Nasenschleimhaut.
Radspeichenartige Verdichtung des Chromatingerüstes im Zellkern. Neben dem Zellkern ein Golgifeld (Gf). Im Zytoplasma ausgeprägtes rauhes endoplasmatisches Retikulum (ER).

Transmissionselektronenmikroskopische Aufnahme
Vergr.: 20 000 x

Bisolvomycin®

leistet mehr in der Infekttherapie

1. weil Bisolvon® die Oxytetracyclinspiegel auf das Dreifache anhebt

Mit Bisolvon, der Kombination von Oxytetracyclin mit Bisolvon, werden im Bronchialsekret antibiotische Konzentrationen erzielt, die in den ersten vier Behandlungstagen dreifach höhere Werte aufweisen als bei alleiniger Antibiotika-Verabreichung ohne Bisolvon.

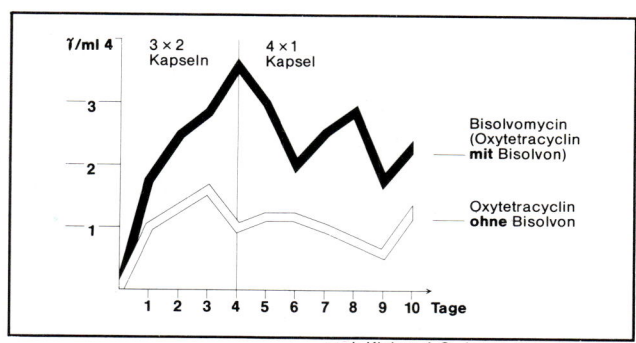

nach Kleber, A.G., Inaug. Diss., Bern 1970

2. weil Bisolvon durch umfassende Sekretolyse Sekretstau verhindert

Die Bisolvon-Komponente in Bisolvomycin bricht die dichten Fasergerüste von sauren Mukopolysacchariden auf und rarefiziert sie. Das bewirkt eine drastische Viskositätssenkung des Schleimhautsekrets. Die Bildung eines Sekretstaus wird verhindert und damit der Gefahr von pulmonalen Komplikationen wirksam begegnet, denn persistierenden Keimen ist der Nährboden entzogen.

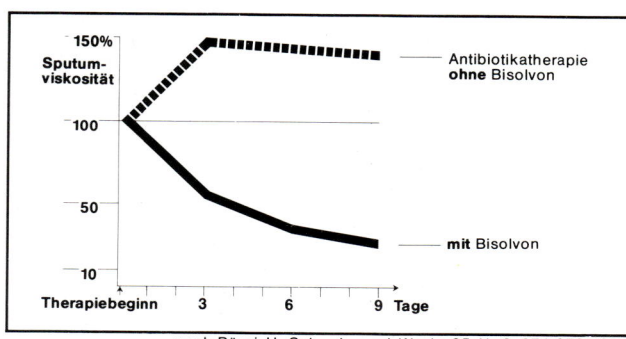

nach Bürgi, H., Schweiz. med. Wschr. 95, Nr. 8, 274-278 (1965)

3. weil Bisolvon das immunologische Abwehrpotential aktiviert

Hyland Immunoplates® Human, oben: Gamma-A-Immunoglobulin-Test, unten: Gamma-G-Immunoglobulin-Test. Von links nach rechts: Diffusionsflächen 1 bis 3 von Testseren mit bekanntem Immunoglobulingehalt (66, 197, 394mg IgA/100ml, 234, 701, 1402mg IgG/100ml), Diffusionsfläche 4 von Sputum vor Behandlung, Diffusionsfläche 5 von Sputum desselben Patienten nach Behandlung mit Bisolvon (24mg p.o. während 3 Tagen). Bisolvon bewirkt eine Erhöhung des Potentials an Gamma-A-Globulinen, von deren Konzentration das Abwehrvermögen der Atemwegsschleimhäute abhängt.

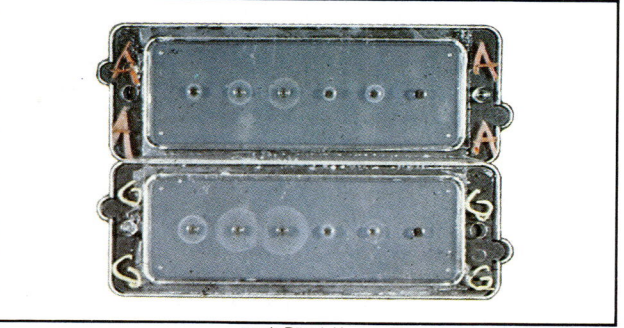

nach Bürgi, H., e.a., Ther. Umsch. 24, 116-118 (1967)

Das sind meßbare Vorteile, wenn es um die Infektsanierung im Bronchialsystem geht

Bisolvomycin®

bekämpft bronchiale Infekte

1. antibiotisch

2. sekretolytisch

und senkt damit das Risiko der Reinfektion

Zusammensetzung:
1 Kapsel enthält: Bromhexinhydrochlorid 4 mg; Oxytetracyclinhydrochlorid 250 mg.

Anwendungsgebiete:
Infizierte Bronchitiden, insbesondere deren chronische Formen, Schubprophylaxe chronisch verlaufender Bronchitiden, alle Atemwegserkrankungen auf bakterieller Grundlage, wie z.B. Bronchopneumonien, Pneumonien und Bronchiektasien.

Gegenanzeigen:
Während der Schwangerschaft, der Stillzeit und bei schweren Leber- und Nierenfunktionsstörungen sollte Bisolvomycin wegen der Tetracyclin-Komponente nur bei strenger Indikationsstellung verordnet werden. Bei Kindern bis zum 8. Lebensjahr können durch Tetracyclin und damit auch durch Bisolvomycin Schädigungen der Knochen- und Zahnentwicklung auftreten; in dieser Altersgruppe ist deshalb die Anwendung von Bisolvomycin nur bei vitaler Indikation anzuraten.

Nebenwirkungen:
Treten Magen-Darmstörungen auf, so ist je nach Schweregrad die Dosis zu reduzieren oder die Therapie vorübergehend zu unterbrechen.

Dosierungsanleitung, Art der Anwendung:
Bei akutem Krankheitsbild empfiehlt sich die Einnahme von 3 × 2 Kapseln täglich, nach Besserung der Symptome kann auf 4 × 1 Kapsel reduziert werden. Schulkinder erhalten die halbe Erwachsenendosis. Zur langfristigen Anwendung: 3 × 1 Kapsel täglich. Auch hierbei ist eine Reduzierung (2 × 1 Kapsel) möglich, über die der Arzt zu entscheiden hat. Nach Abklingen der Infektion hat sich die Weiterbehandlung mit Bisolvon-Tabletten als zweckvoll erwiesen.

Wechselwirkungen mit anderen Mitteln:
Präparate, die Aluminium, Kalzium, Eisen, Magnesium oder Colestyramin enthalten, sollten nicht gleichzeitig eingenommen werden. Bisolvomycin kann die Wirkung von Antikoagulanzien und Sulfonylharnstoffen verstärken. Die gleichzeitige Gabe von Penicillinen und Methoxyfluran sollte vermieden werden.

Besondere Hinweise:
Die Gefahr eines Rezidivs und damit einer Verschlechterung des Krankheitsbildes ist bei der chronischen Bronchitis besonders groß. Deshalb sollte die sofortige Wiederaufnahme einer Bisolvomycin-Behandlung schon bei den ersten Anzeichen einer neuerlichen Infektion, die sich häufig in einer Verschlimmerung der subjektiven Symptome äußert, erfolgen.

Darreichungsform und Packungsgrößen:
Originalpackung mit 20 Kapseln (N1) DM 23,05,
Originalpackung mit 50 Kapseln (N2) DM 48,75;
Klinikpackung.   Preisänderung vorbehalten.

Thomae
Dr. Karl Thomae GmbH,
Biberach an der Riss

2.7. Infektabwehrmechanismen

Unter den Infektabwehrmechanismen stellen die Systeme der Sekretbildung und des Sekrettransportes einen entscheidenden Faktor dar. Partikel aus der Atemluft bleiben in der viskösen Phase des Sekretes hängen und werden mit dem Sekretstrom abtransportiert. Neben der mechanischen Reinigung der Einatmungsluft durch das Filternetz der Haare im Nasenvorhof besitzt das Nasensekret bakterizide und bakteriostatische Eigenschaften.

Staubteilchen von ca. 1μm Größe werden zu 10% bis 70% in der Nase zurückgehalten und mit dem Sekretstrom rachenwärts abtransportiert, sofern sie nicht durch den normalen Schubfluß nach vorn ausgeschneuzt werden. Das Nasensekret enthält daneben Immunglobulin A, das nur zu geringen Anteilen dem Serum-IgA ähnelt. Der überwiegende Anteil wird in der Nasenschleimhaut durch immunkompetente Zellen produziert. Es handelt sich dabei um ein Dimer zweier IgA-Moleküle, zweier Polypeptidketten und der sekretorischen Komponente, einem Glykoprotein, das in den Epithelzellen synthetisiert wird. Außerdem finden sich geringe Mengen von IgG und IgM. Bei viralen Infektionen kann es zur Transsudation von IgG kommen. IgA besitzt spezifische Neutralisierungsfunktionen gegenüber Virusinfektionen. Auch bei bakteriellen Infektionen scheint dieses Immunglobulin eine Rolle zu spielen.

IgE läßt sich ebenfalls im Nasensekret nachweisen. Auch hier wird bei normalen und allergischen Individuen eine lokale Produktion angenommen. Chemische Unterschiede zwischen dem Serum-IgE und dem Sekret-IgE konnten bisher jedoch nicht nachgewiesen werden. Die Bedeutung des freien IgE ist bisher nicht bekannt.

IgG wird ebenfalls zum Teil am Ort produziert. Es wird angenommen, daß IgG im Sekret Antigen bindet und so die Verbindung mit dem an den Mastzellen fixierten IgE verhindern soll.

Konkrete Einzelheiten über die zelluläre Abwehr in der Nasenschleimhaut sind wenig bekannt. Patienten mit Defekten des zellulären Abwehrsystems erkranken häufiger an schweren Infektionen durch Bakterien, Pilze und Viren.

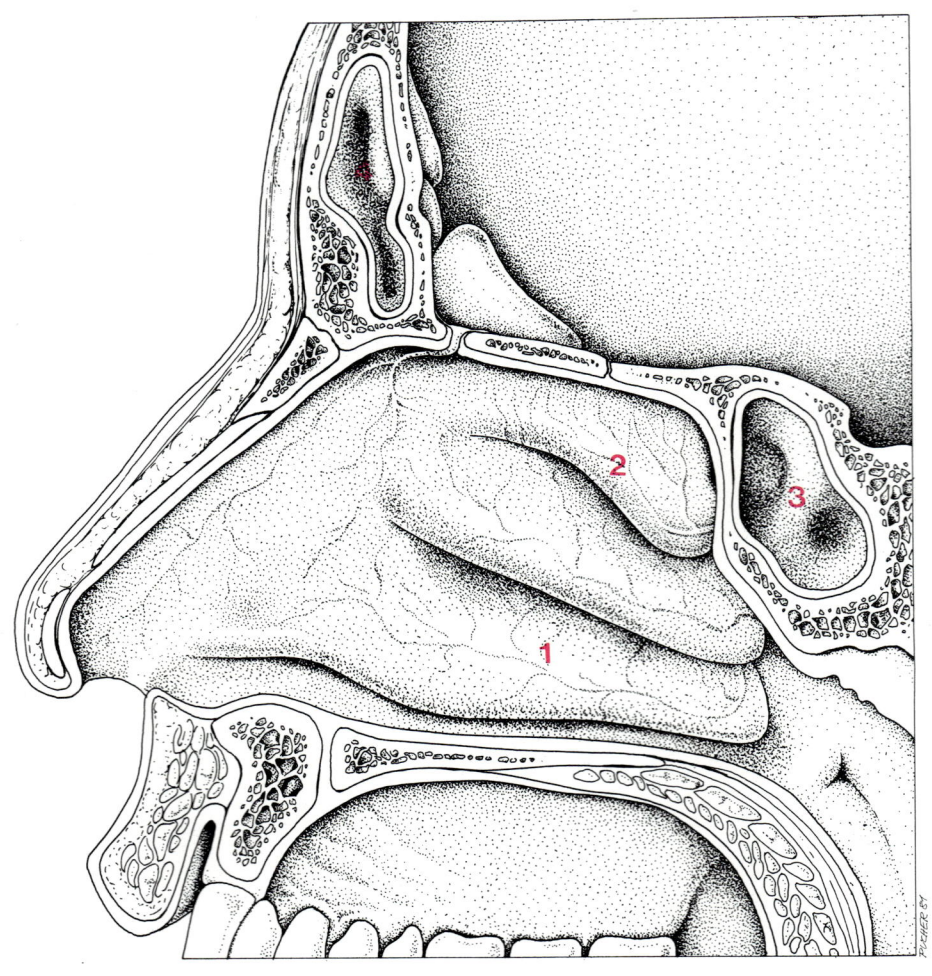

Abb. 23: Anordnung der Nasennebenhöhlen.

1: Kieferhöhle
2: Siebbeinzellen
3: Keilbeinhöhle
4: Stirnhöhle

33

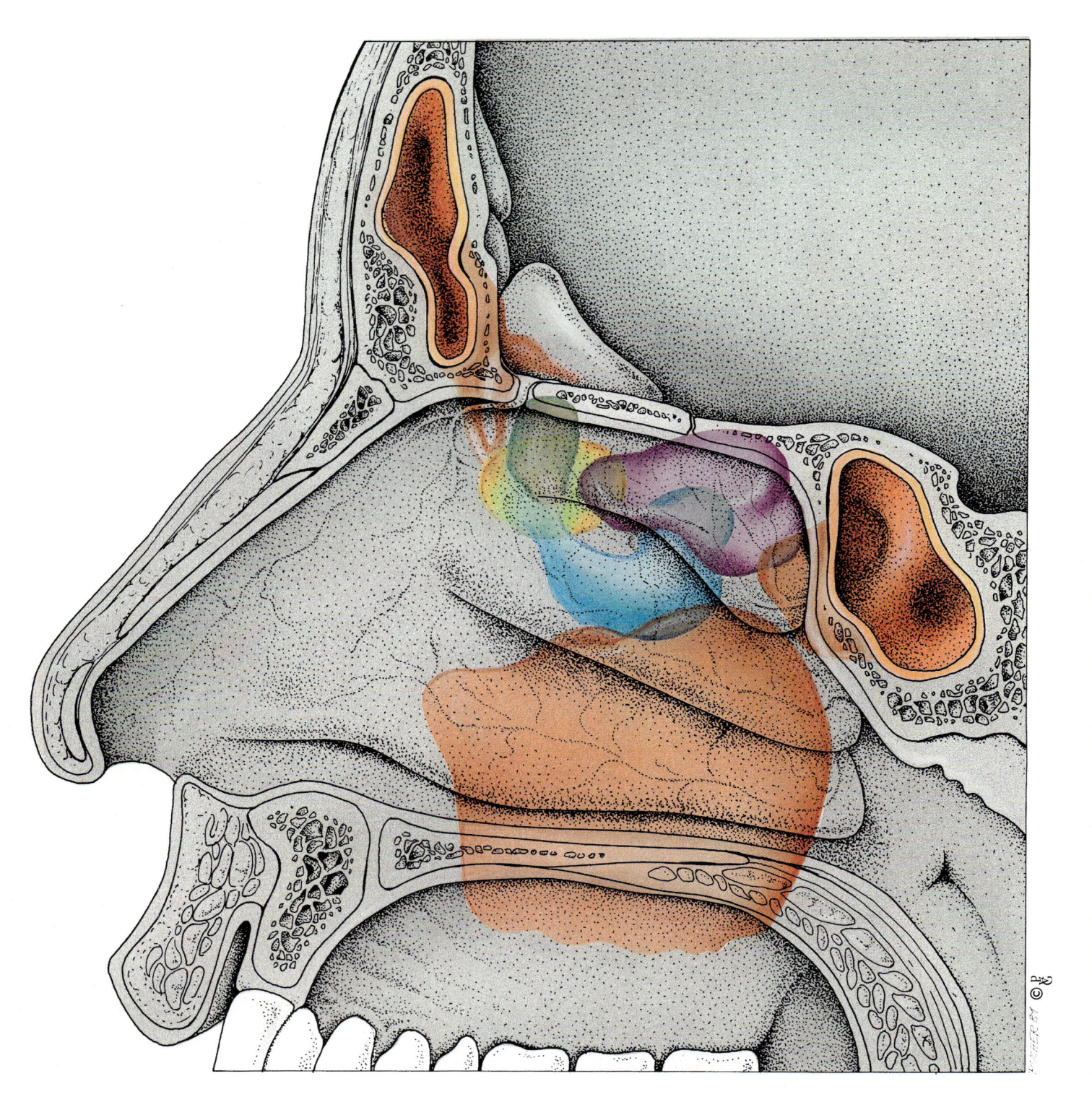

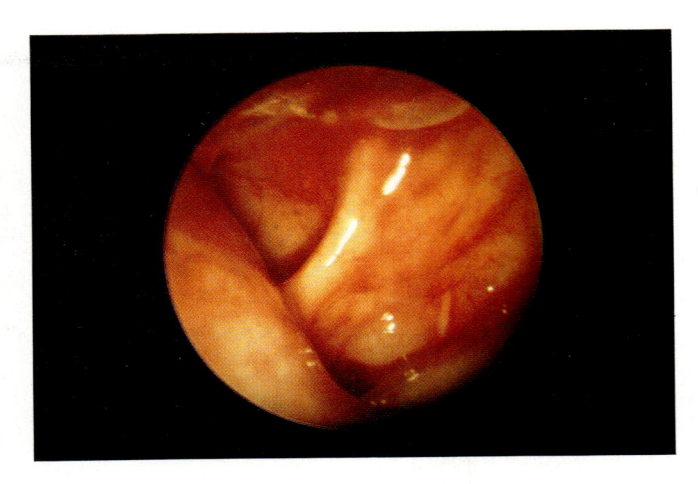

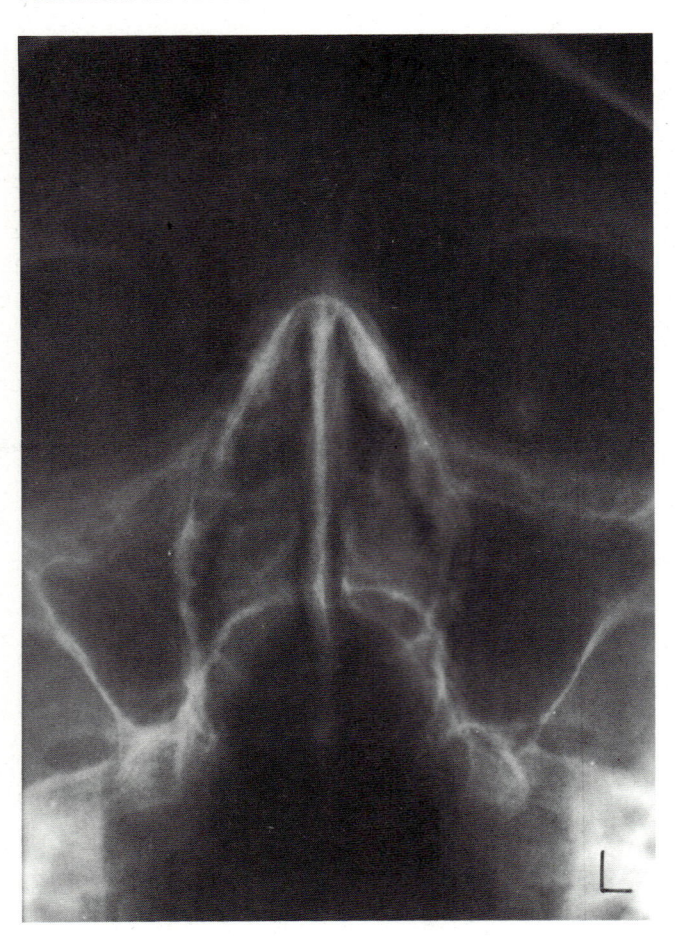

2.8. Struktur der Nasennebenhöhlen

Die Kieferhöhle ist die größte der Nasennebenhöhlen. Ihre vordere Wand wird entsprechend der Fossa canina an der Außenfläche des Oberkiefers eingedellt. Die orbitale Wand wird von einer nur papierdünnen Knochenlamelle gebildet. Die hintere Wand grenzt an die Fossa pterygopalatina. Der Boden der Kieferhöhle wird vom Alveolarfortsatz des Oberkiefers im Bereich der hinteren 4 Zähne gebildet, die mit dem umgebenden Knochengewebe höckerartig in die Höhle hineinragen. Die nasale Wand entspricht dem mittleren und unteren Nasengang. Das Ostium nasale der Kieferhöhle ist an der medialen Wand in Höhe des Hiatus semilunaris angeordnet. Im Bereich der hinteren Nasenfontanelle ist häufig eine akzessorische Öffnung ausgebildet.

Die Lamina externa ossis frontalis bildet die vordere Wand der Stirnhöhle. Die hintere Wand entspricht der Lamina interna, auf der zur Schädelhöhle die Dura und die weichen Hirnhäute liegen. Eine Verbindung zwischen Nasen- und Stirnhöhle liegt am Höhlenboden. Die Trennwand zwischen der rechten und linken Stirnhöhle liegt häufig nicht in der Medianlinie.

Abb. 24: Endoskopischer Normalbefund der Kieferhöhle. Mediale Wand, die unterschiedlich ausgebildet und septiert sein kann. Das Kieferhöhlenostium ist erkennbar.

Abb. 25: Frei pneumatisiertes Nasennebenhöhlensystem im okzipitomentalen Strahlengang.
Bei zahnlosem Oberkiefer ist die Keilbeinhöhle gut abgrenzbar. Bei geradem Septum sind die Nasenmuscheln beiderseits erkennbar.

Abb. 26: Akzessorisches Kieferhöhlenostium bei normaler reizloser Schleimhaut.

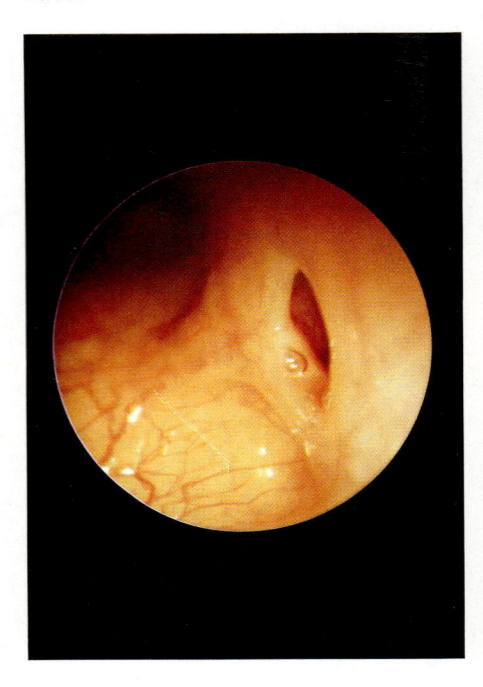

3. Rhinitis

Die Siebbeinzellen können in die vorderen, mittleren und hinteren unterteilt werden. Die vorderen und mittleren Siebbeinzellen münden in den mittleren und die hinteren Siebbeinzellen in den oberen Nasengang. Die Siebbeinzellen zeigen eine große Variationsbreite in ihrer Ausdehnung.

Die Keilbeinhöhle stellt einen abgeschnürten Teil der Nasenhöhle dar. Sie wird durch eine dünne, unregelmäßig ausgebildete Scheidewand in zwei getrennte Höhlen unterteilt. Ihr Ausführungsgang zur Nasenhöhle liegt oberhalb der oberen Nasenmuschel an der Vorderwand.

Die Nasennebenhöhlen werden gleichmäßig von respiratorischer Schleimhaut ausgekleidet. Es zeigt sich hier grundsätzlich der gleiche Aufbau wie in der Nasenhöhle. Der Stromaanteil ist jedoch in diesen Abschnitten geringer und enthält weniger freie zelluläre Elemente. Der Gehalt der Schleimhaut an seromukösen Drüsen ist ebenfalls geringer als in der Nasenschleimhaut.

Über die Funktion der Nasennebenhöhlen besteht trotz vielfältiger Diskussionen keine einheitliche Meinung. Sie bilden wahrscheinlich einen Wärmeschutz für das Gehirn, die Riechregion und die Augen. Durch ihre Anordnung und Struktur können äußere Temperaturschwankungen ausgeglichen werden. Die Temperatur der in den Höhlen stagnierenden Luft wird durch den Blutstrom reguliert.

Die entzündlichen Erkrankungen der Nasenschleimhaut sind von der vasomotorischen Rhinopathie abzugrenzen, bei der es zu wechselnden Schwellungszuständen der Nase kommt, ohne daß eine virale, bakterielle oder allergische Ursache nachgewiesen werden kann. Verschiedene Faktoren, zwischen denen eine Wechselbeziehung besteht, können die Entstehung, den Ablauf und das Ausmaß der Rhinitis beeinflussen. Diese Faktoren sind: Die Konstitution des Patienten, Umwelteinflüsse, physikalische und chemische Reize, Allergien und die Eigenschaften der jeweiligen Erreger.

Abb. 27: Bei akuter Rhinitis sieht man häufig eine hochrote Nasenmuschel. Blick in die rechte Nasenhöhle. Unterer Nasengang bei viralem Schnupfen mit glasigem Sekret.

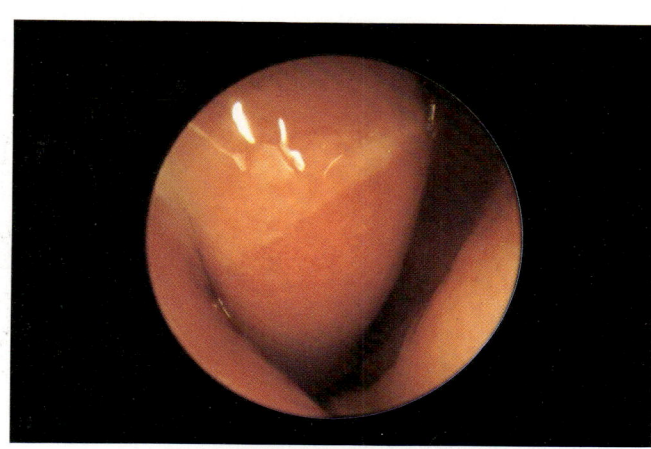

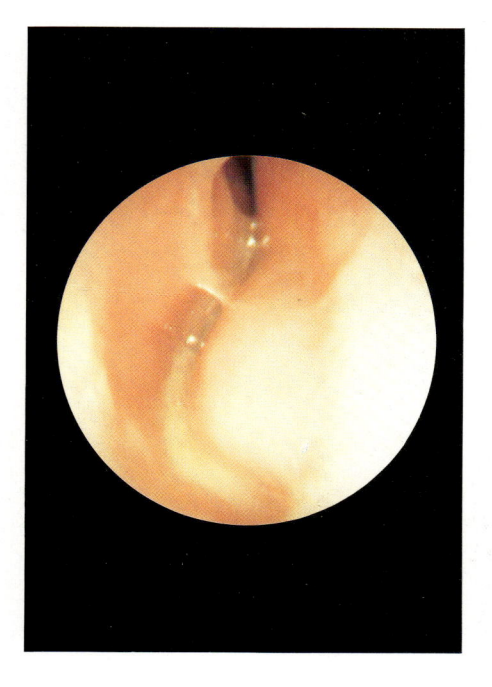

Abb. 28: Blick in die rechte Nasenhöhle bei akuter eitriger Rhinitis. Nasenscheidewand rechts, links im Bild mittlere und untere Nasenmuschel, dazwischen eitriges Sekret als Zeichen der bakteriellen Entzündung.

Abb. 29: Eine Septumleiste oder Septumdeviation behindert die Drainage und begünstigt die Entstehung der Entzündung. Rechts ist die Vorwölbung der Nasenscheidewand in den unteren Nasengang zu erkennen.

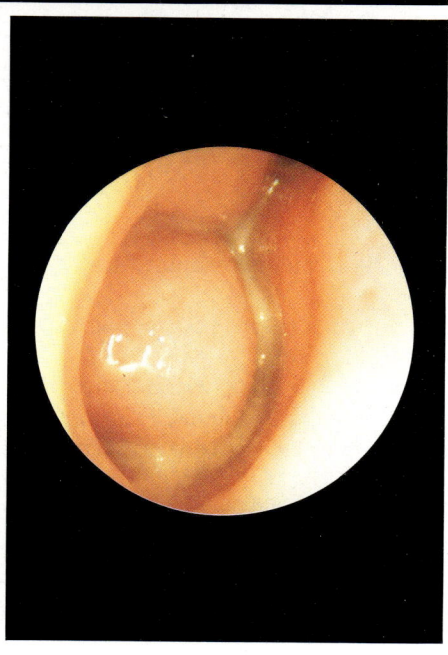

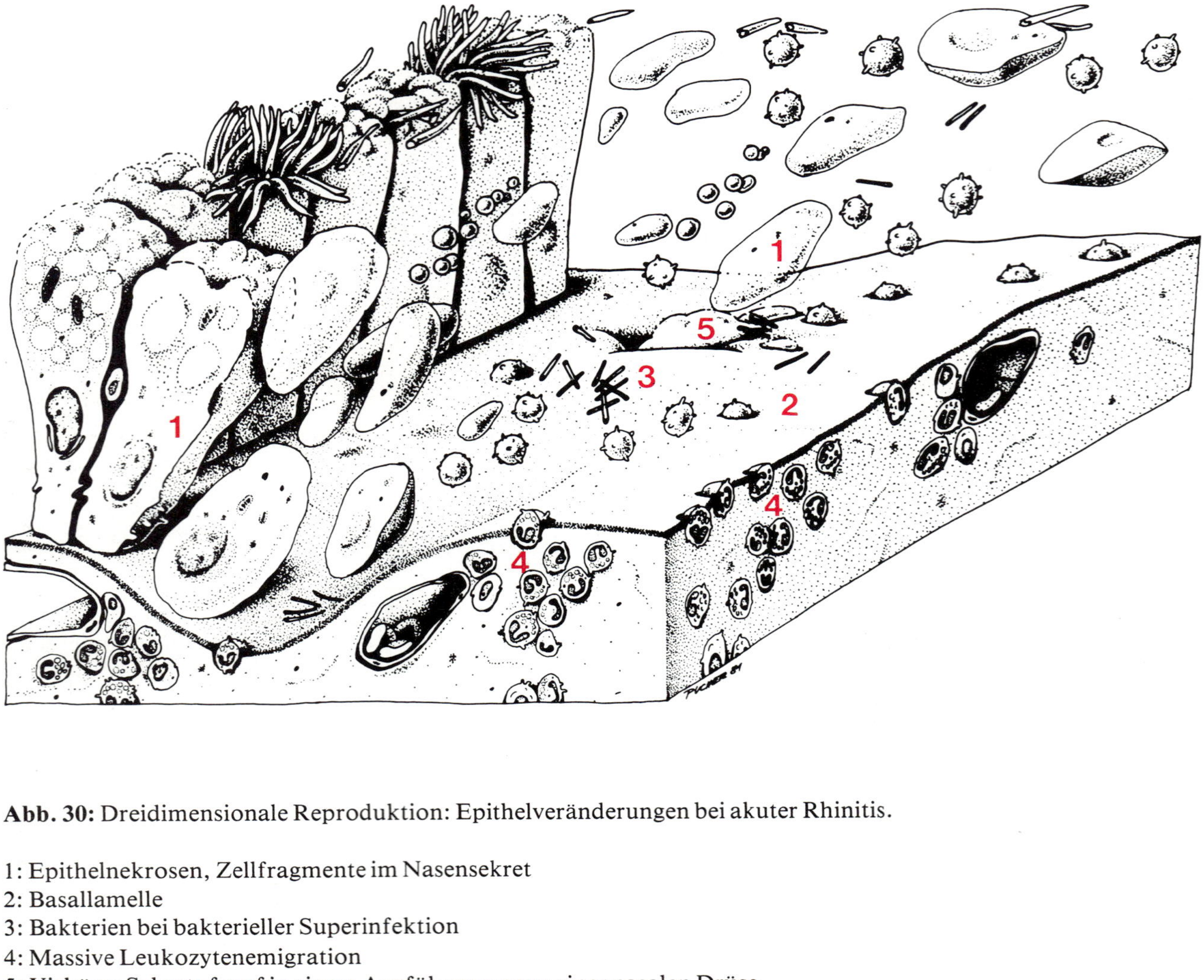

Abb. 30: Dreidimensionale Reproduktion: Epithelveränderungen bei akuter Rhinitis.

1: Epithelnekrosen, Zellfragmente im Nasensekret
2: Basallamelle
3: Bakterien bei bakterieller Superinfektion
4: Massive Leukozytenemigration
5: Visköser Sekretpfropf in einem Ausführungsgang einer nasalen Drüse

32

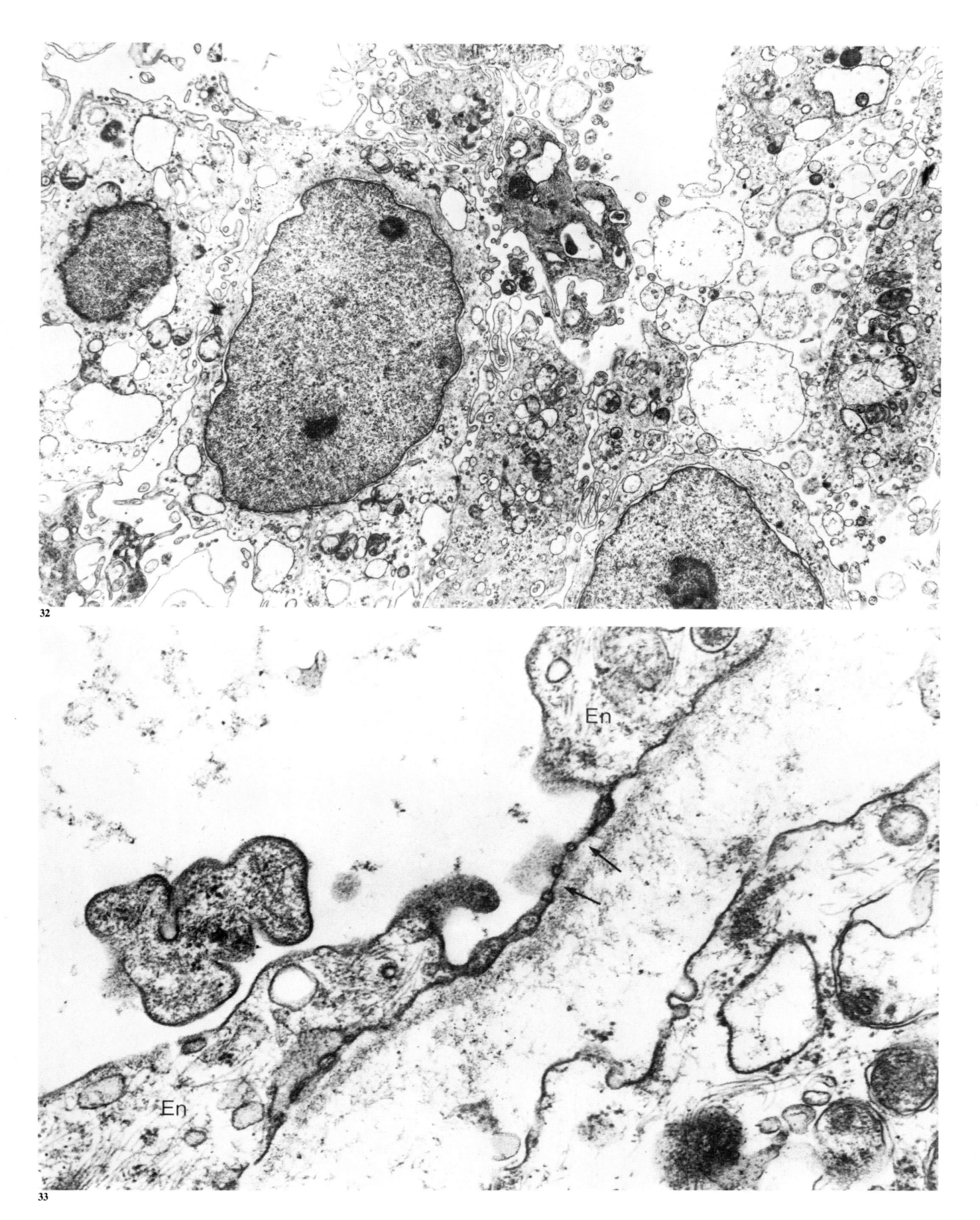

33

En

En

41

bruch der Erkrankung müssen jedoch auch noch andere Faktoren vorhanden sein, die die Resistenz des Organismus herabsetzen und die Virulenz der Erreger steigern.

Die Bereitschaft zur Entwicklung einer akuten Rhinitis ist in einer Population bei den einzelnen Individuen unterschiedlich. Dabei zeigt die klinische Symptomatik nur geringe Unterschiede. Bei der Abwehrreaktion sind weniger die Serumkonzentrationen von Antikörpern wichtig; vielmehr muß angenommen werden, daß die lokal ablaufenden Immunreaktionen in der respiratorischen Schleimhaut für das Angehen und den Verlauf der entzündlichen Reaktion entscheidend sind.

3.1.1. Klinischer Verlauf

Die Inkubationszeit für die Virusinfektion bei der akuten Rhinitis beträgt 1 bis 3 Tage. Bei den Entero-Viren ist sie etwas kürzer, für die Adeno-, RS- und Parainfluenza-Viren etwas länger.

In der Regel beginnt die Entzündung mit einem trockenen Vorstadium. Die Nasenschleimhaut ist auffallend trocken, zunächst hellrot, später dunkelrot und geschwollen. Es besteht Niesreiz, Fremdkörpergefühl, Brennen und Wundgefühl in der Nase und im Nasenrachenraum. Die Konjunktiven können bei dem Prozeß beteiligt sein. Hinzu treten Allgemeinerscheinungen wie Abgeschlagenheit, Müdigkeit, Appetitlosigkeit, Kopf-

Abb. 34: Leukozytenemigration als Folge einer bakteriellen Superinfektion bei akuter Rhinitis.
Die Leukozyten durchwandern die Basallamelle des Epithels und dringen in die Interzellularspalten des Epithels ein.

Transmissionselektronenmikroskopische Aufnahme
Vergr.: 8 000 x

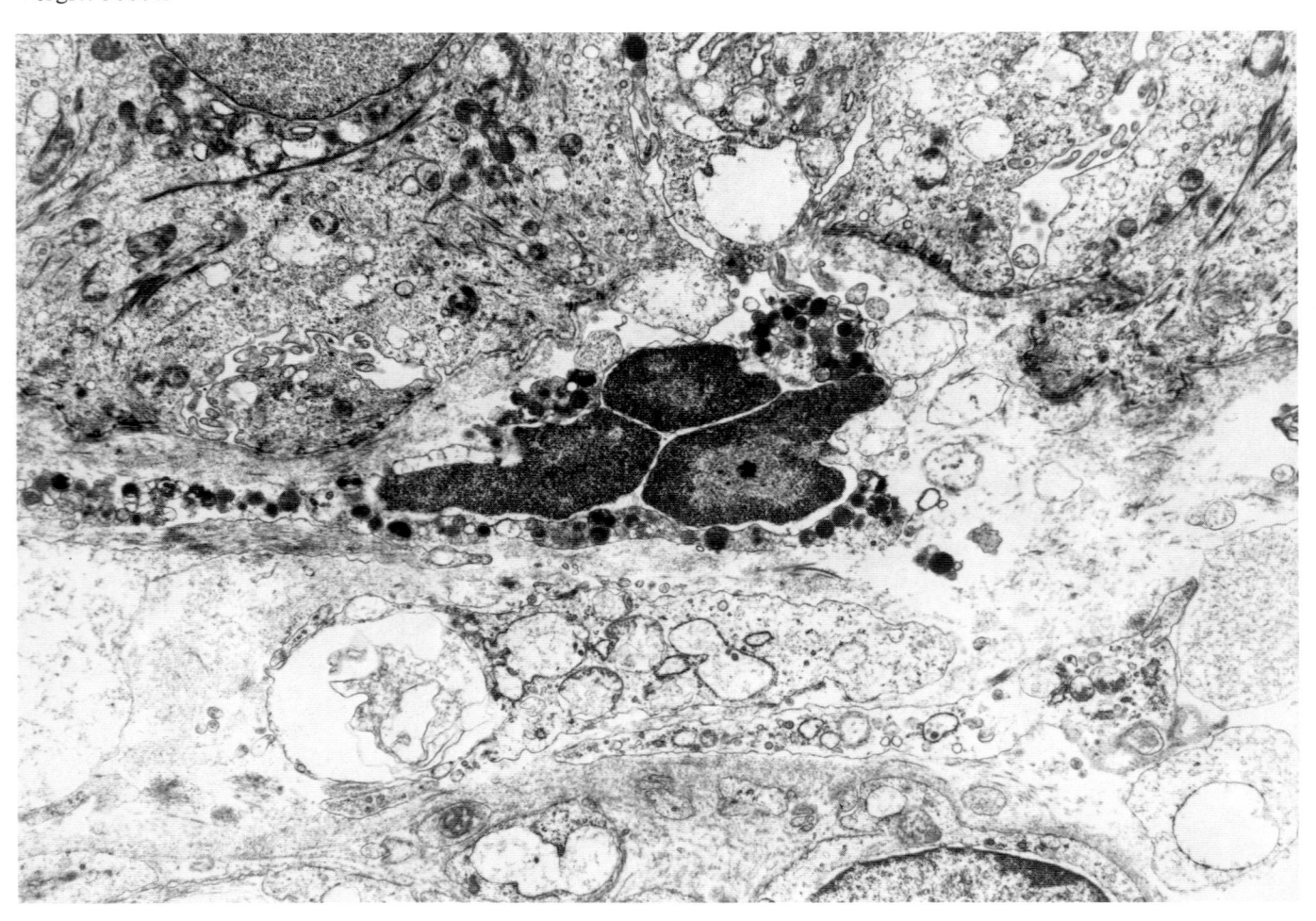

schmerzen, Frösteln bzw. Hitzegefühl und meistens nur subfebrile Temperaturen.

An das trockene Stadium schließt sich nach einigen Stunden das seröse oder katarrhalische Stadium an, in dem die Allgemeinsymptome ihren Höhepunkt erreichen. Es entwickelt sich eine wässerig-seröse Exsudation mit einer zunehmenden Nasenverstopfung. Durch das Abfließen des Sekretes bildet sich eine entzündliche Reizung und Rötung der Haut am Naseneingang. Blutungen aus der Nase kommen besonders bei Kindern vor. Die Nasennebenhöhlen können sich an den entzündlichen Veränderungen beteiligen. Die Infektion kann sich deszendierend in Form einer katarrhalischen Entzündung in den tieferen Luftwegen ausbreiten.

Die wässerige Sekretion nimmt nach einigen Tagen ab. Das Sekret wird visköser und die Allgemeinerscheinun-

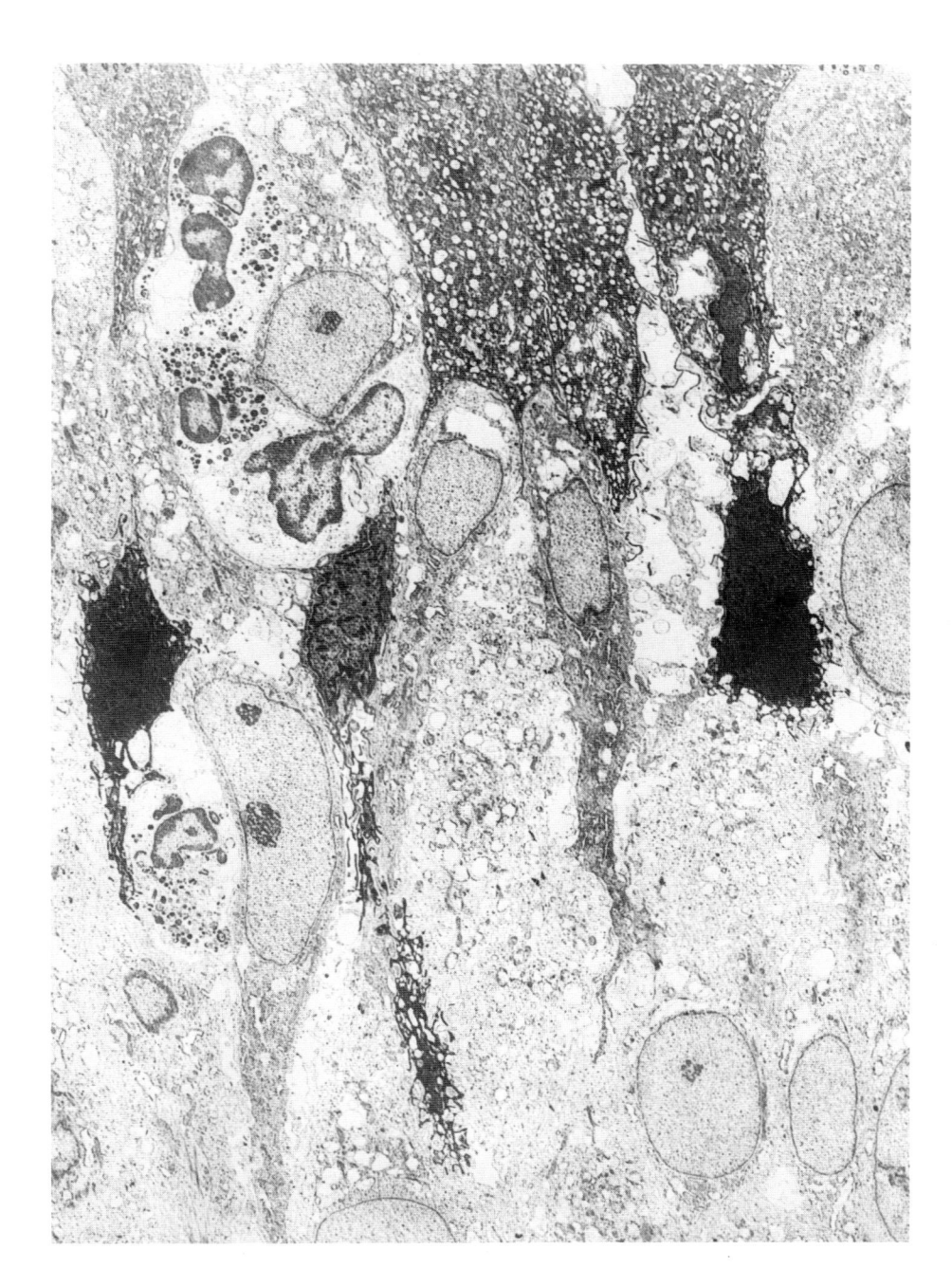

Abb. 35: Leukozytenemigration bei akuter Rhinitis.
Leukozyten in den oberen Schichten des Epithels in erweiterten Interzellularspalten. Die Leukozyten durchwandern alle Epithelschichten bis zur Epitheloberfläche.

Transmissionselektronenmikroskopische Aufnahme
Vergr.: 3000 x

gen klingen ab. In diesem Stadium kann eine bakterielle Superinfektion eintreten, in deren Zuge das Sekret eitrig wird. Abstriche sind allerdings in diesem Zusammenhang nur wenig aussagefähig, da auch bei gesunden Individuen häufig Keime wie Staphylococcus epidermidis, Staphylococcus aureus, Diphteroide, Diplococcus pneumoniae, Haemophilus influenzae, Streptococcus pyogenes und andere nachgewiesen werden können.

Der Heilungsprozeß wird durch die Superinfektion verzögert. Der klinische Verlauf weist vor allem in Bezug auf die Allgemeinsymptome eine große Variabilität auf.

Gegen Ende der Erkrankung werden oft die absteigenden Atemwege mit Kehlkopf und Bronchien mitbeteiligt, wobei es zu Laryngitis, Tracheitis, Bronchitis, Husten und Auswurf kommen kann.

3.1.2. Morphologie der akuten Rhinitis

Die Viren haften bei der Infektion am Epithel der Regio respiratoria. Das Epithel wird durch die Einwirkung der Viren nekrotisch und in 2 bis 5 Tagen fast vollständig abgestoßen. Die Epithelzellen zeigen eine zunehmende Auflockerung und Einwässerung der zytoplasmatischen Matrix. Die Interzellularräume des Epithels werden erweitert. Die sonst dicht liegenden Epithelzellen stehen dann nur noch durch einzelne Fortsätze miteinander in Verbindung.

An den Zellorganellen der Epithelzellen vollzieht sich eine vakuolige Degeneration. Es entwickelt sich eine Erweiterung des endoplasmatischen Retikulums. Die Mitochondrien zeigen eine Auflockerung ihrer Matrix, sie runden sich ab, die Cristae mitochondriales werden verkürzt. Der Epithelverband löst sich auf. Die Epithelzel-

Abb. 36: Struktur des Nasensekretes bei akuter Rhinitis.
Zwischen Schleimanteilen liegen zerfallende Leukozyten. Daneben Zytoplasmafragmente nekrotischer Zellen und einzelne Erythrozyten aus kleinen Schleimhautblutungen.

Transmissionselektronenmikroskopische Aufnahme
Vergr.: 8 500 x

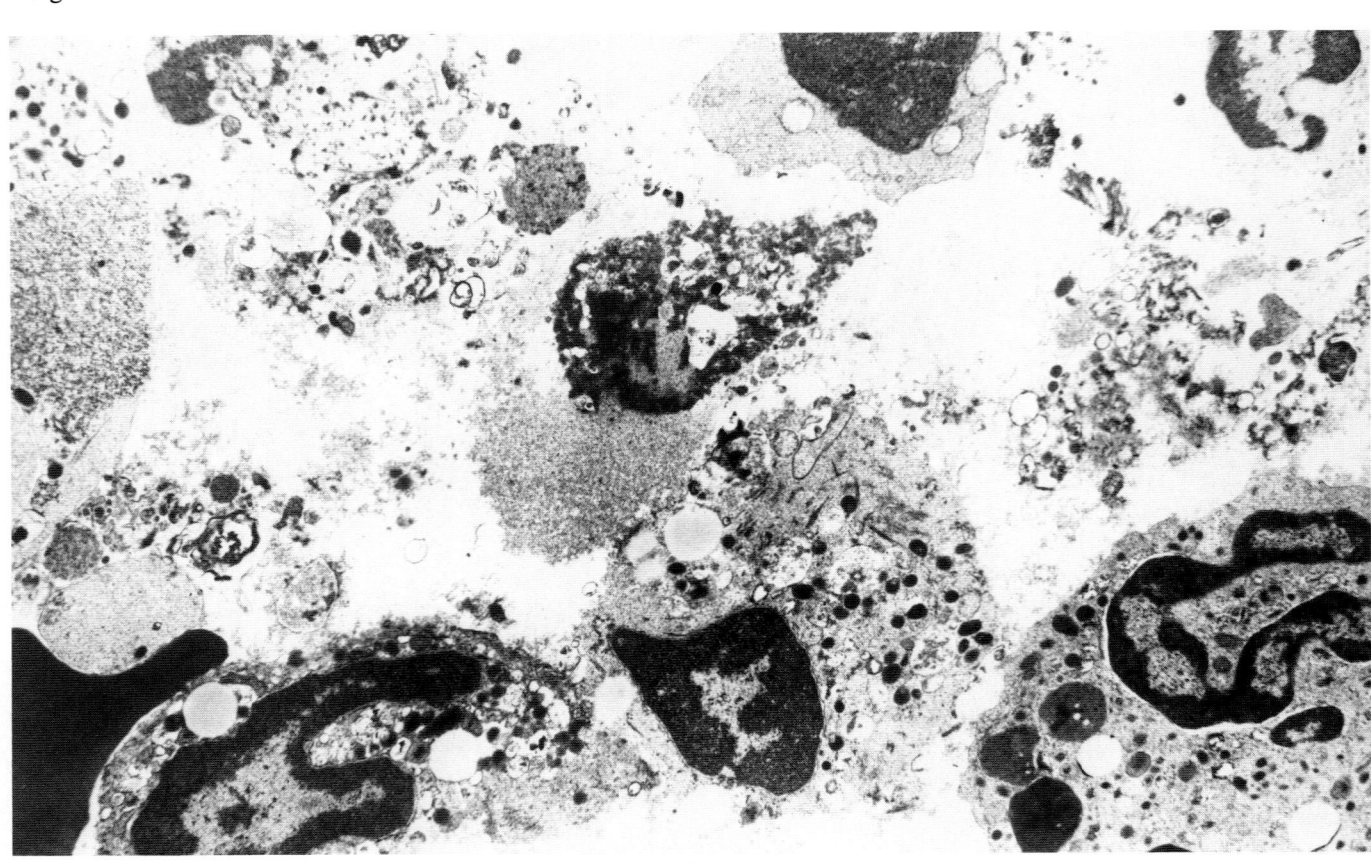

len zerfallen, und Zellfragmente gelangen in den Sekretstrom. Durch die Epithelnekrosen entstehen breite Defekte, in denen die Basallamelle freigelegt wird. Mit dem Verlust des Flimmerepithels beginnt häufig um den 3. Tag die bakterielle Superinfektion durch exogene und aus der Nasenhöhle stammende Bakterien wie Pneumokokken, Streptokokken, Staphylokokken, hämophile Bakterien und andere. Im Zuge dieser bakteriellen Infektion bildet sich eine ausgeprägte leukozytäre Reaktion. Polymorphkernige Leukozyten emigrieren in Massen aus den Gefäßen in das Stroma. Sie durchwandern die Basallamelle und das Epithel und erscheinen im jetzt purulenten Sekret.

Mit Abklingen der Krankheitserscheinungen regeneriert sich das Epithel in der Regel im Verlauf einer Woche, wenn keine weiteren Komplikationen wie z. B. die Fortleitung der Entzündung auf die Nebenhöhlen hinzutreten. Die Basalzellen des Epithels bilden dabei die Stammzellen des Oberflächenepithels. Breite Epitheldefekte können vom Rand her reepithelisiert werden. Die Verteilung der einzelnen Zellkomponenten des Oberflächenepithels und ihre Funktion wird voll wiederhergestellt.

3.1.3. Therapie

Eine kausale Therapie des Virus-Schnupfens gibt es nicht. Auch hat eine Kausal-Prophylaxe durch spezifische Impfungen bislang keinen Erfolg gebracht, da zahlreiche Virusarten als Auslöser fungieren können.

Eine bakterielle Rhinitis läßt sich jedoch insbesondere zur Vermeidung einer Beteiligung der Nasennebenhöhlen durch gezielte sowie allgemeine Therapie mit Antibiotika behandeln. Hierbei ist jedoch die Erregerempfindlichkeit unbedingt zu prüfen. Im allgemeinen kommen zur antibiotischen Therapie Tetracyclinlösungen entweder zur lokalen oder zur systemischen Anwendung in Frage.

Abb. 37: Regenerierendes Epithel in der Heilungsphase der akuten Rhinitis.
Flache Lage von Basalzellen mit relativ dichtem, organellenreichem Zytoplasma. Verzahnung der Epithelzellen durch dicht angeordnete Zytoplasmaausläufer. Auf der Epitheloberfläche unregelmäßig angeordnete Mikrovilli.
BL: Basallamelle und subepitheliale Faserzone.

Transmissionselektronenmikroskopische Aufnahme
Vergr.: 10 000 x

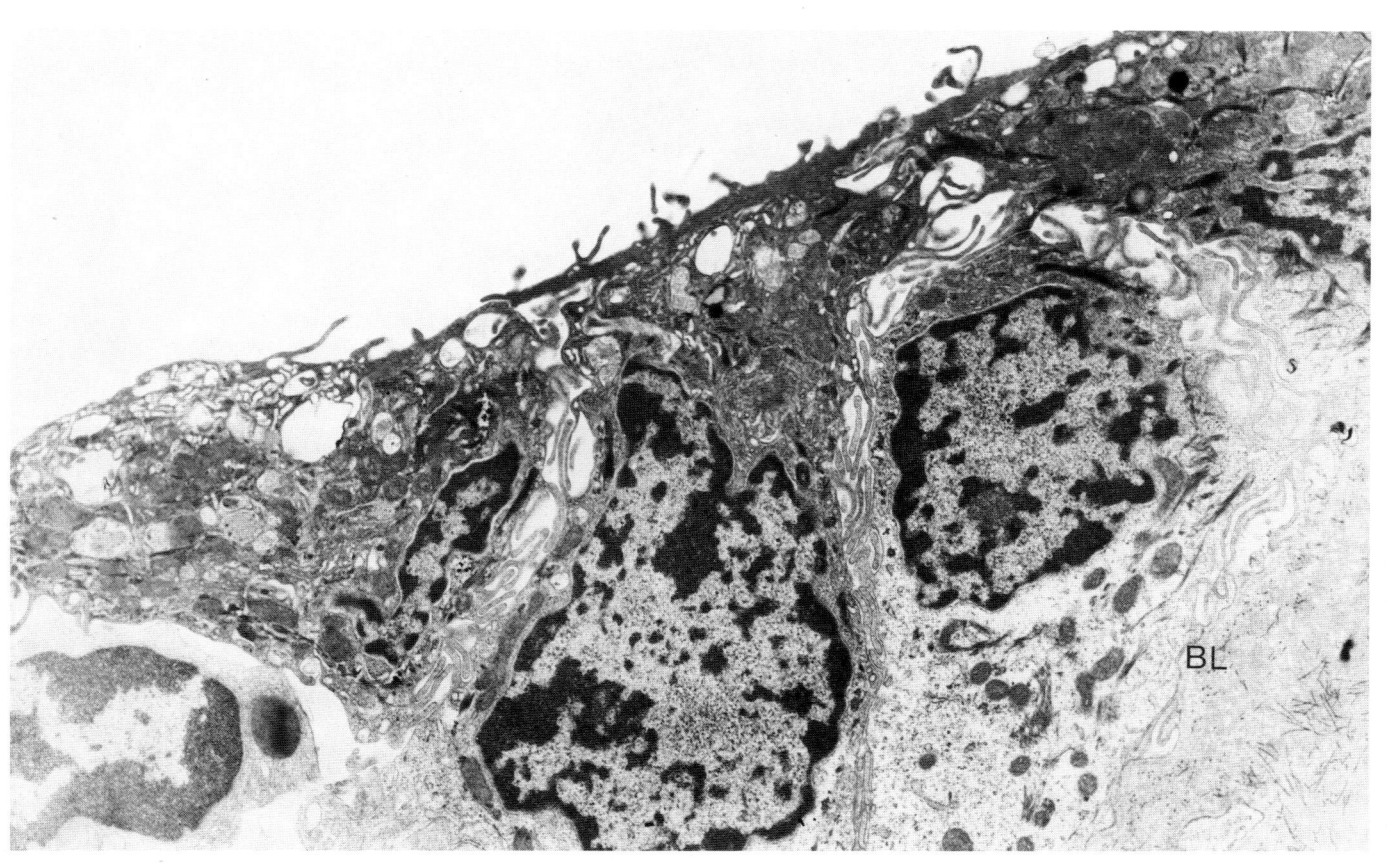

Im Vordergrund der symptomatischen Therapie stehen die abschwellenden Nasentropfen.

Vasokonstringentien sollen nur kurzfristig angewendet werden, da sonst die Gefahr von Gewöhnungserscheinungen bis zur Sucht besteht. Bei einer solchen Rhinopathia medicamentosa sind Nasentropfen jeglicher Art abzusetzen. Nasentropfen bei Säuglingen und Kleinkindern müssen mit besonderer Vorsicht angewendet werden. Die jeweilige Gebrauchsinformation des Herstellers ist sorgfältig zu beachten.

Abb. 38: Bei der Rhinoskopie kann man häufig aus den Ostien fließendes schleimig-eitriges Sekret erkennen. Blick in den rechten unteren und mittleren Nasengang. Septum rechts, links unterer Anteil der mittleren Nasenmuschel.

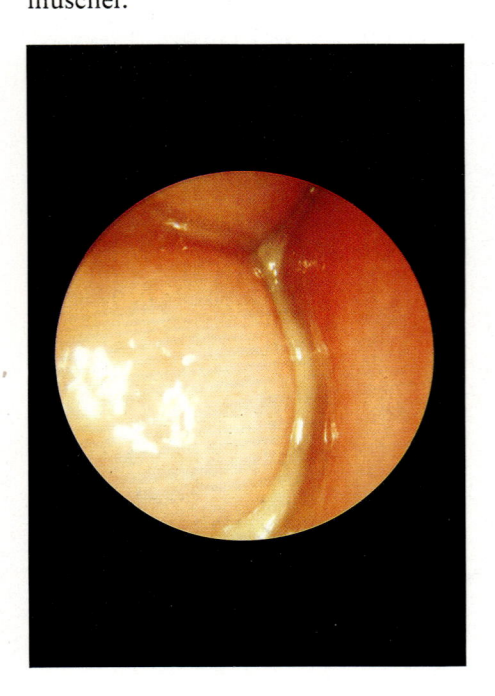

3.2. Akute Sinusitis

Die akute Sinusitis entwickelt sich meistens auf der Basis einer akuten Rhinitis, bei der es zur Verschwellung der Nebenhöhlenostien kommen kann. Anatomische Varianten wie Septumdeviationen und enge Ostien können die Entwicklung der Erkrankung begünstigen. Am häufigsten sind Kiefer- und Siebbeinhöhle betroffen, seltener die Stirn- und die Keilbeinhöhle.

Die klinische Symptomatik wird durch Schmerzen bestimmt, die besonders in den Morgen- und Mittagsstunden beginnen. Auch bei ausschließlichen Kieferhöhlenentzündungen können Kopfschmerzen in der gleichseitigen Regio frontalis lokalisiert werden. Häufig besteht eine Klopfempfindlichkeit der Kieferhöhlenwand und ein Druckschmerz an den Austrittspunkten des Nervus trigeminus, insbesondere des Nervus infraorbitalis.

Die Diagnostik der akuten Sinusitis stützt sich auf die Rhinoskopie und besonders auf die Röntgenuntersuchung im okzipitonasalen und okzipitomentalen Strahlengang. Seitliche axiale Aufnahmen und Spezialaufnahmen ergänzen diese Verfahren. Die Diaphanoskopie hat allenfalls bei der Verlaufskontrolle eine Bedeutung. Auch die Ultraschalldiagnostik, die in der letzten Zeit stark propagiert wird, hat sich bisher weder in den Klini-

Abb. 39: Blick auf die mediale Kieferhöhlenwand bei akuter eitriger Sinusitis mit Ansammlung von eitrigem Sekret. Man sieht auf ein akzessorisches Ostium.

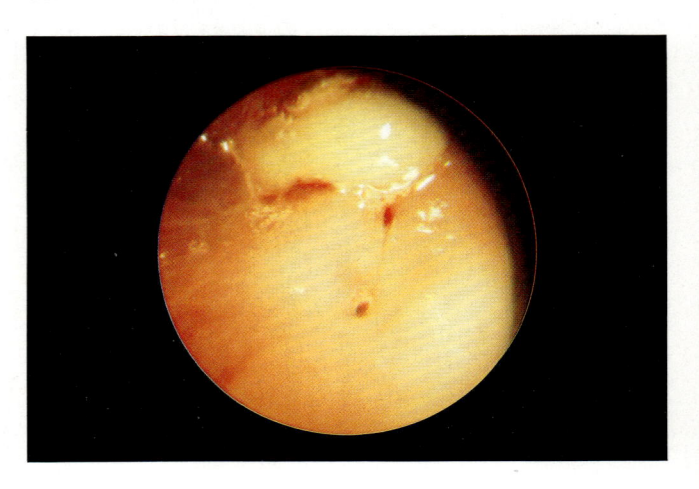

ken noch in der Praxis allgemein als Ersatzdiagnostik durchsetzen können, da die Röntgentechnik differenziertere Aussagen erlaubt. Zur Beurteilung der Erkrankung der hinteren Siebbeinzellen und der Keilbeinhöhle ist die Ultraschalldiagnostik nicht einsetzbar. Dagegen kann sie zur Verlaufskontrolle der Kieferhöhlenerkrankung gute Dienste leisten.

Abschwellend auf die Schleimhaut wirkende Nasentropfen als Spray sollen die durch Schleimhautschwellung verschlossenen Ostien wieder öffnen. Die lokale Applikation von mit Medikamenten getränkten Watteeinlagen unter die mittleren Nasenmuscheln können die Spraybehandlung ergänzen. Bei ausgeprägten Nasennebenhöhlenentzündungen mit starken Schmerzen werden Antibiotika eingesetzt. Sollten die Beschwerden nicht innerhalb von 3 Tagen zurückgehen, wird die Kieferhöhle punktiert und gespült. Bei einseitigen Kieferhöhlenentzündungen ist eine dentogene Sinusitis maxillaris abzugrenzen und kausal zu behandeln.

3.2.1. Komplikationen

Die Komplikationen der akuten Sinusitis entwickeln sich meistens vom Siebbein aus. Sie sind am häufigsten durch ein Übergreifen der Entzündung auf die Augenhöhle mit Schwellung des Ober- und Unterlides gekennzeichnet. Von der Stirnhöhle kann ein Durchbruch am Boden oder an der Vorderwand der Höhle erfolgen und zur Abszeßbildung und einer Stirnbeinosteomyelitis führen. Intrakranielle Komplikationen wie Epiduralabszeß, Subduralabszeß, Hirnabszeß, Meningitis oder Kavernosusthrombose sind extrem selten. Diese Komplikationen erfordern eine rasche operative Intervention.

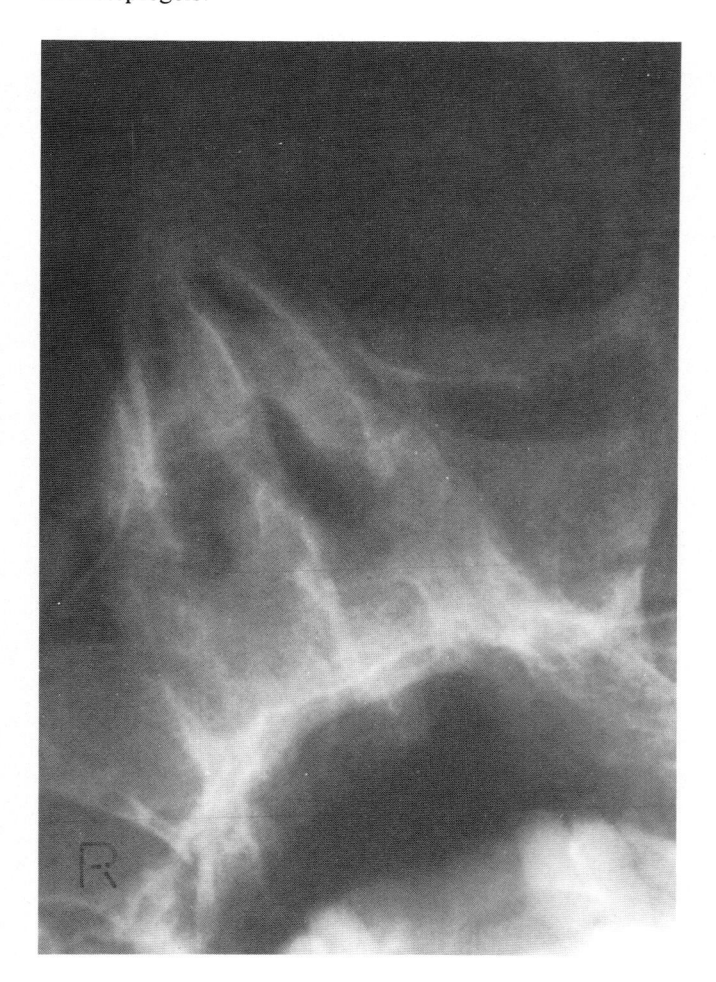

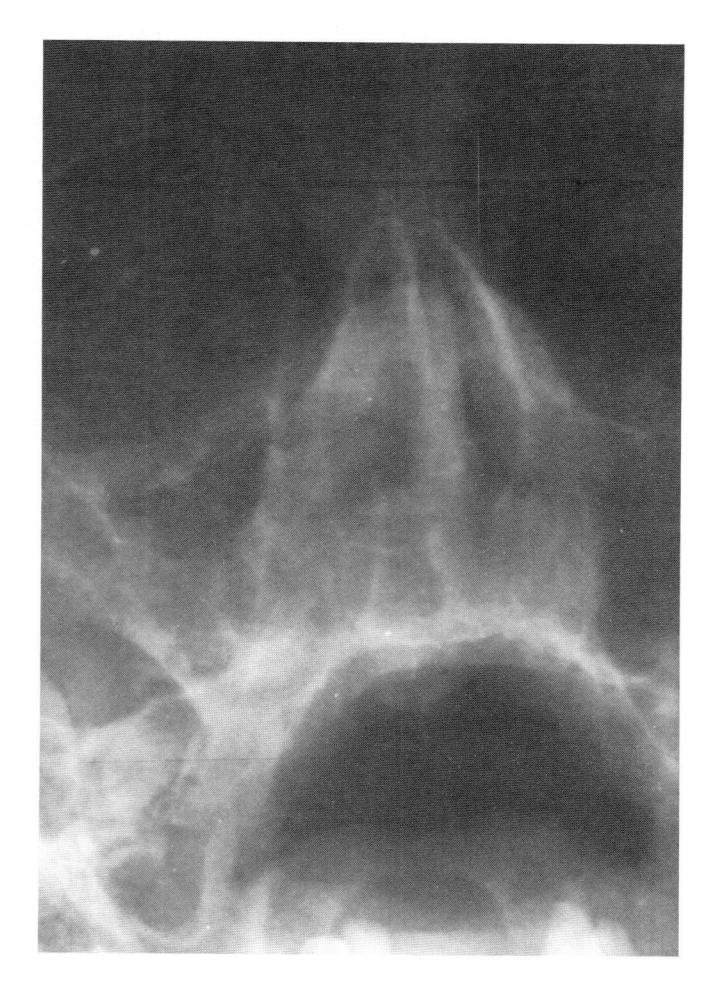

Abb. 40: Nasennebenhöhlenaufnahmen okzipitomental und okzipitomental nach rechts geneigt am sitzenden Patienten. Nachweis hoher Sekretspiegel in beiden Kieferhöhlen. Bei Neigung des Kopfes nach rechts deutliche Verschiebung des Sekretspiegels.

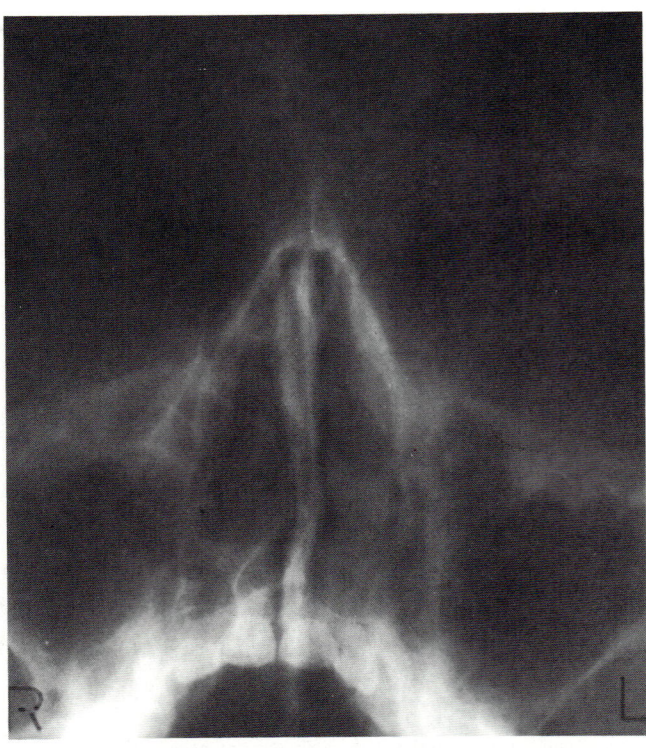

Abb. 41: Nasennebenhöhlensystem im okzipitomentalen Strahlengang.
Neben einer nur geringfügigen Schleimhauthyperplasie der rechten Kieferhöhle findet sich ein deutlicher Sekretspiegel in der linken Stirnhöhle bei inhomogener Verschattung der rechten Seite. Röntgenaufnahme des in Abbildung 42 dargestellten Kindes mit orbitaler Komplikation.

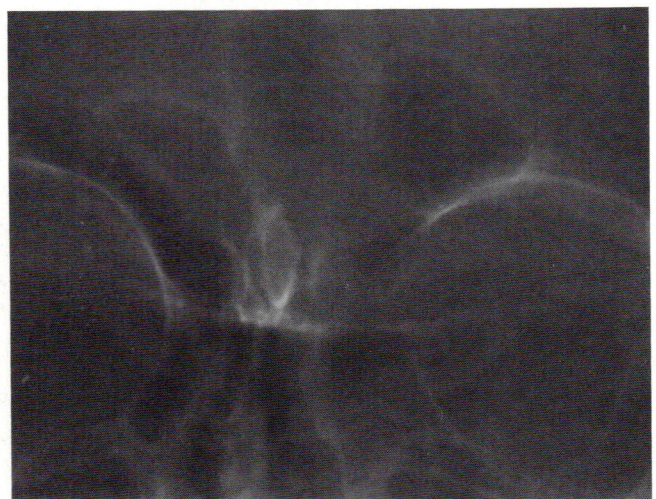

Abb. 42: Orbitale Komplikation bei Sinusitis ethmoidalis und frontalis links.
Es handelt sich um eine entzündliche Infiltration, im vorliegenden Falle ohne Abszeßbildung. Rückgang der Beschwerden unter abschwellender Nasenbehandlung und hochantibiotischer Therapie nach Abspreizen der mittleren Nasenmuschel in Narkose.

Spiropent®

Die Basis jeder Asthma Therapie

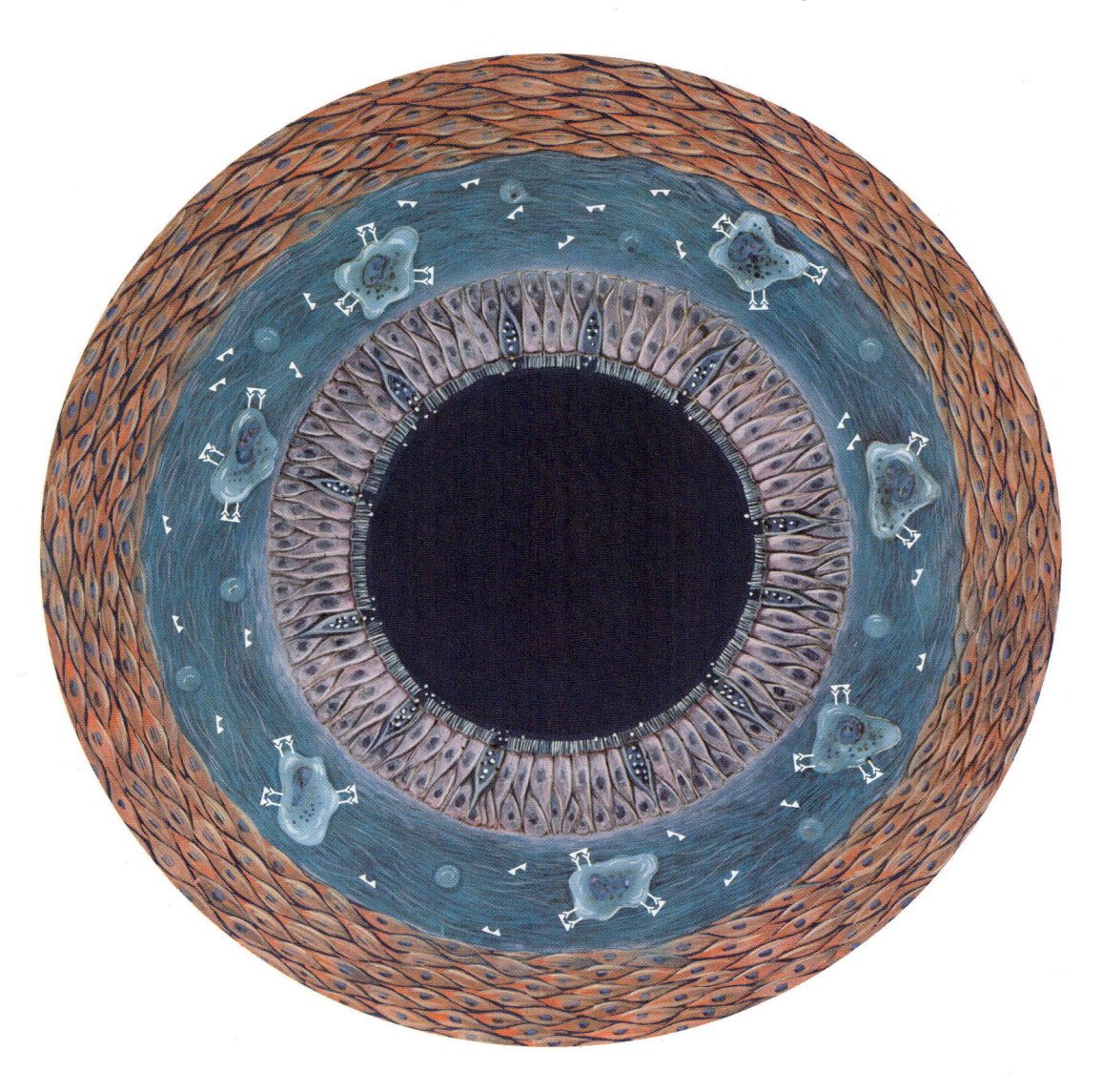

Spiropent® löst Bronchospasmen

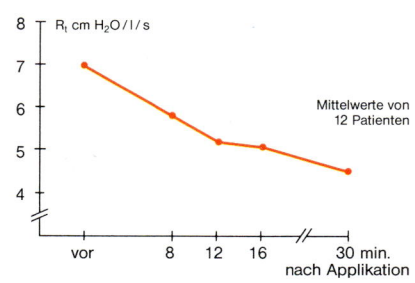

Mittelwerte von 12 Patienten

y-axis: R_t cm $H_2O/l/s$
x-axis: vor, 8, 12, 16, 30 min. nach Applikation

KREUTER, G.: Therapie d. Gegenw. 113, 1166-1191 (1974)

Spiropent® fördert den Sekrettransport

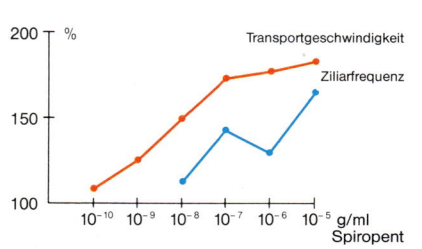

Transportgeschwindigkeit
Ziliarfrequenz

y-axis: %
x-axis: 10^{-10}, 10^{-9}, 10^{-8}, 10^{-7}, 10^{-6}, 10^{-5} g/ml Spiropent

IRAVANI, J. MELVILLE. G. N.: Respiration 31, 350 (1974)

Spiropent® wirkt antiallergisch

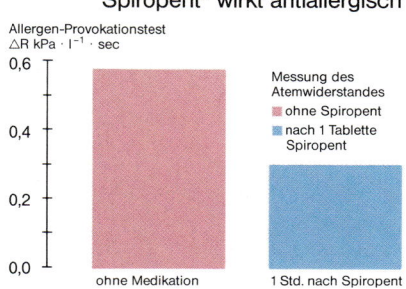

Allergen-Provokationstest
ΔR kPa · l^{-1} · sec

Messung des Atemwiderstandes
- ohne Spiropent
- nach 1 Tablette Spiropent

ohne Medikation | 1 Std. nach Spiropent

BAUR, X. et al.: Allergologie 1.4, 235-239 (1978)

Spiropent®
das orale Langzeitbronchospasmolytikum mit besonderen Vorzügen.

Für die orale Soforttherapie des Asthma bronchiale – denn Spiropent wirkt nach 5 – 10 Minuten

Für die chronisch obstruktive Lungenerkrankung – denn Spiropent wirkt 12 Stunden

Für die Dauertherapie – denn Spiropent wird zu 100 % resorbiert, nur 2 x täglich einzunehmen

Auch bei Multimorbidität – denn Spiropent kennt keine Kontraindikationen

Spiropent-Indikatoren
Spasmus · Sekret · Allergie

Spiropent-Wirkung
spasmolytisch · sekretolytisch · antiallergisch

Spiropent®, Spiropent®mite

Zusammensetzung
Clenbuterolhydrochlorid
Spiropent® Tabletten zu 0,02 mg
Spiropent® Saft in 5 ml 0,005 mg; der Saft enthält Sorbit, 5 ml = 0,04 BE
Spiropent®mite Tabletten zu 0,01 mg

Anwendungsgebiete
Zur Frühbehandlung und Therapie von Erkrankungen des chronisch-asthmatischen Formenkreises, insbesondere bei Asthma bronchiale, asthmoider Bronchitis, chronischer Bronchitis und Emphysembronchitis.

Gegenanzeigen
In Tierversuchen wurde festgestellt, daß Spiropent® auch bei hoher Dosierung keine keimschädigenden Eigenschaften besitzt. Trotzdem sollte das Präparat während der ersten 3 Monate der Schwangerschaft nicht eingenommen werden. Wegen des ausgeprägten wehenhemmenden Effektes der Wirksubstanz Clenbuterol sollte Spiropent® in den letzten Tagen vor der Geburt nur nach ärztlicher Beratung angewendet werden.

Nebenwirkungen
Bei der empfohlenen Dosierung treten Nebenwirkungen selten auf. Empfindliche Personen reagieren gelegentlich – meist am Anfang der Behandlung – mit feinem Fingerzittern oder leichter Unruhe. Die Dosis ist in solchen Fällen zu verringern.

Eigenschaften
Spiropent® erweitert verengte Bronchien durch seine direkte Wirkung auf die Bronchialmuskulatur. Der Wirkstoff wird rasch resorbiert, so daß die atmungserleichternde Wirkung bereits innerhalb von 10 Minuten spürbar wird. Da Spiropent® ein Langzeitbronchodilatator ist, hält diese bronchialerweiternde Wirkung für mehrere Stunden an.
Neben seiner Wirkung auf verkrampfte Bronchialmuskeln besitzt Spiropent® auch einen deutlichen Effekt auf den Reinigungsmechanismus der Bronchien. Zähes Sekret wird gelöst und schneller abgehustet.

Wie die Erfahrung zeigt, kommt es aufgrund der günstigen Eigenschaften von Spiropent® bei langfristiger Anwendung auch bei chronischen Erkrankungen zu nachhaltiger Besserung. Atembeschwerden, Anfallshäufigkeit und Anfallsintensität nehmen bei regelmäßiger Anwendung von Spiropent® von Woche zu Woche deutlich ab.

Dosierungsanleitung, Art der Anwendung
Spiropent® Tabletten 0,02 mg: Erwachsene im allgemeinen 2 mal täglich 1 Tablette. Initial kann die Dosis verdoppelt werden.
Spiropent® Saft: Bei Kindern gelten 0,0008 bis 0,00015 mg pro kg Körpergewicht als Tagesrichtdosis.
Spiropent®mite: Erwachsene und Schulkinder im allgemeinen 2 bis 3 mal täglich 1 Tablette.

Wechselwirkungen mit anderen Mitteln
Beta-Rezeptorenblocker können die Wirkung von Spiropent® aufheben.

Darreichungsformen und Packungsgrößen
Spiropent®
Originalpackung mit 20 Tabletten (N1)   DM 8,85
Originalpackung mit 50 Tabletten (N2)   DM 19,25
Originalpackung mit 100 Tabletten (N3)   DM 34,80
Klinikpackung
Spiropent® Saft
Originalpackung mit 100 ml Saft   DM 7,95
Originalpackung mit 250 ml Saft   DM 18,65
Klinikpackung

Spiropent®mite
Originalpackung mit 20 Tabletten (N1)   DM 6,85
Originalpackung mit 50 Tabletten (N2)   DM 15,25
Klinikpackung

Preisänderung vorbehalten

Thomae

Dr. Karl Thomae GmbH
Biberach an der Riss

3.3. Allergische Rhinitis

Niesattacken, wässerige Hypersekretion und Schwellungsneigung der Nase, manchmal begleitet von einer Konjunktivitis, charakterisieren das Bild der allergischen Rhinitis. Die bekannteste und am besten untersuchte Form ist die Pollinose, die saisonale Rhinitis. Man schätzt die Zahl der mindestens eine gewisse Zeit an Pollinose erkrankten Menschen in der Bundesrepublik auf etwa eine Million. Keinesfalls jede Pollenart wirkt allergieauslösend, sondern nur einige hundert Pollenarten spielen bei der Auslösung einer Pollinose eine Rolle. Für die Praxis kommen letztlich nur 12 bis 36 Pollenarten in Frage.

Unter den allergieauslösenden Pollen dominieren die der sogenannten Windbestäuber, das sind in der überwiegenden Mehrzahl Gräser. Demgegenüber spielen die Insektenbestäuber, das sind Blütenpflanzen im engeren Sinn, nur eine untergeordnete Rolle für die Auslösung einer Allergie. Die Wirkstoffe, die eine Allergisierung auslösen, befinden sich im Plasma der Pollen. Es handelt sich dabei um Substanzen mit polypeptidartiger Struktur sowie Proteinkohlenhydrate. Pollengrößen und Pollenzahlen sind wesentliche Faktoren für die Verursachung der Pollenallergie.

Bezüglich der Größe ist zu beachten, daß allergisierende Pollen einen Durchmesser von 20-30 μm aufweisen. Hinsichtlich der Pollenzahl beginnt die sogenannte Reizschwelle mit Manifestwerten der klinischen Erscheinungen bei etwa 20-25 Pollen pro Tag. Die wichtigsten Pollenarten sind nach der Reihenfolge ihrer Wichtigkeit:
1. Gräser- und Getreidepollen
2. Baumpollen von Pappel, Linde, Pseudoakazien oder von Sträuchern wie Holunder und Jasmin.

Allergien gegen Frühblüher wie Weide und Hasel sind selten. Bei der ganzjährigen Form spielen Tierepithelien, Hausstaub, Milben und Schimmelpilze als Allergene eine Rolle. Daneben können aber auch andere organische Moleküle, insbesondere im beruflichen Bereich, zu Allergien führen. Auch Nahrungsmittelallergien werden als auslösende Faktoren für die Entstehung der allergischen Rhinitis diskutiert. Zur Manifestation der Erkrankung können unspezifische Reize und psychische Faktoren beitragen. Für die klinische Diagnostik ist eine exakte Anamnese besonders wichtig. Bei der saisonalen Rhinitis weist das Auftreten in bestimmten Jahreszeiten auf besondere Pollengruppen hin. Das Auftreten der Symptome bei Exposition mit bestimmten Stoffen, bei Aufenthalt in bestimmten Räumen oder bei dem Kontakt mit Tieren gibt ebenfalls diagnostische Hinweise. Eine familiäre Disposition zur Entwicklung der allergischen Rhinitis ist bekannt.

3.3.1. Diagnostik

Die Diagnostik der allergischen Rhinitis konzentriert sich primär auf die Ermittlung der auslösenden Allergene. Nach Eingrenzen der möglichen Agenzien durch die Anamnese werden die in Frage kommenden Allergene im Hauttest (Pricktest oder Intrakutantest) überprüft. Beim Pricktest werden nach Reinigung der Haut die zu prüfenden Substanzen auf die entsprechenden Hautareale, im allgemeinen am Unterarm oder am Rücken, aufgetragen. Durch den aufgetragenen Tropfen hindurch wird mit einer Impffeder im spitzen Winkel die Haut eingestochen und diese etwas angehoben. Es soll dabei keine Blutung entstehen.

Beim Intrakutantest werden die vermuteten Allergene injiziert. Zur Beurteilung der Hautreagibilität werden jeweils eine Null-Lösung, das Lösungsmittel und der Allergenextrakt verwendet. Die Reaktion auf eine Histaminlösung dient dabei als Vergleich. Das Ergebnis wird im allgemeinen nach 20 Minuten abgelesen und nach der Größe der als Reaktion entstehenden Quaddeln beurteilt. Häufig reicht die Aussagefähigkeit dieses Testes aus. Zum endgültigen Beweis einer Reaktion an der Nasenschleimhaut wird die nasale Provokation empfohlen, bei der das durch den Hauttest ermittelte Allergen auf die Nasenmuscheln appliziert wird. Durch die Rhinomanometrie kann die Behinderung der Nasenatmung objektiviert werden. Dabei müssen unspezifische Reaktionen berücksichtigt werden, ausgelöst allein durch die mechanische Irritation. Auf die Gefahr schwerer allergischer Allgemeinreaktionen muß man bei der Anwendung dieses Testes vorbereitet sein.

Eine in vitro-Methode bei der Allergiediagnostik stellt der Radio-Allergen-Sorbent-Test (RAST) dar. Hierbei wird eine bestimmte Menge eines Allergens auf ein Papierscheibchen gegeben und mit Patientenserum, in dem IgE-Antikörper vermutet werden, zusammengebracht. Nach Abwaschen des Patientenserums wird markiertes Anti-IgE hinzugefügt und so die IgE-Menge bestimmt. Auch mit dieser Methode läßt sich nicht in jedem Falle eine Allergie klinisch nachweisen. Über die Empfindlichkeit dieser Testmethode wird noch diskutiert. Hohe Korrelationen mit anderen Testmethoden bestehen bei Pollen, Schuppen und Milbenallergenen, geringere bei Staubmischungen und Schimmelpilzen.

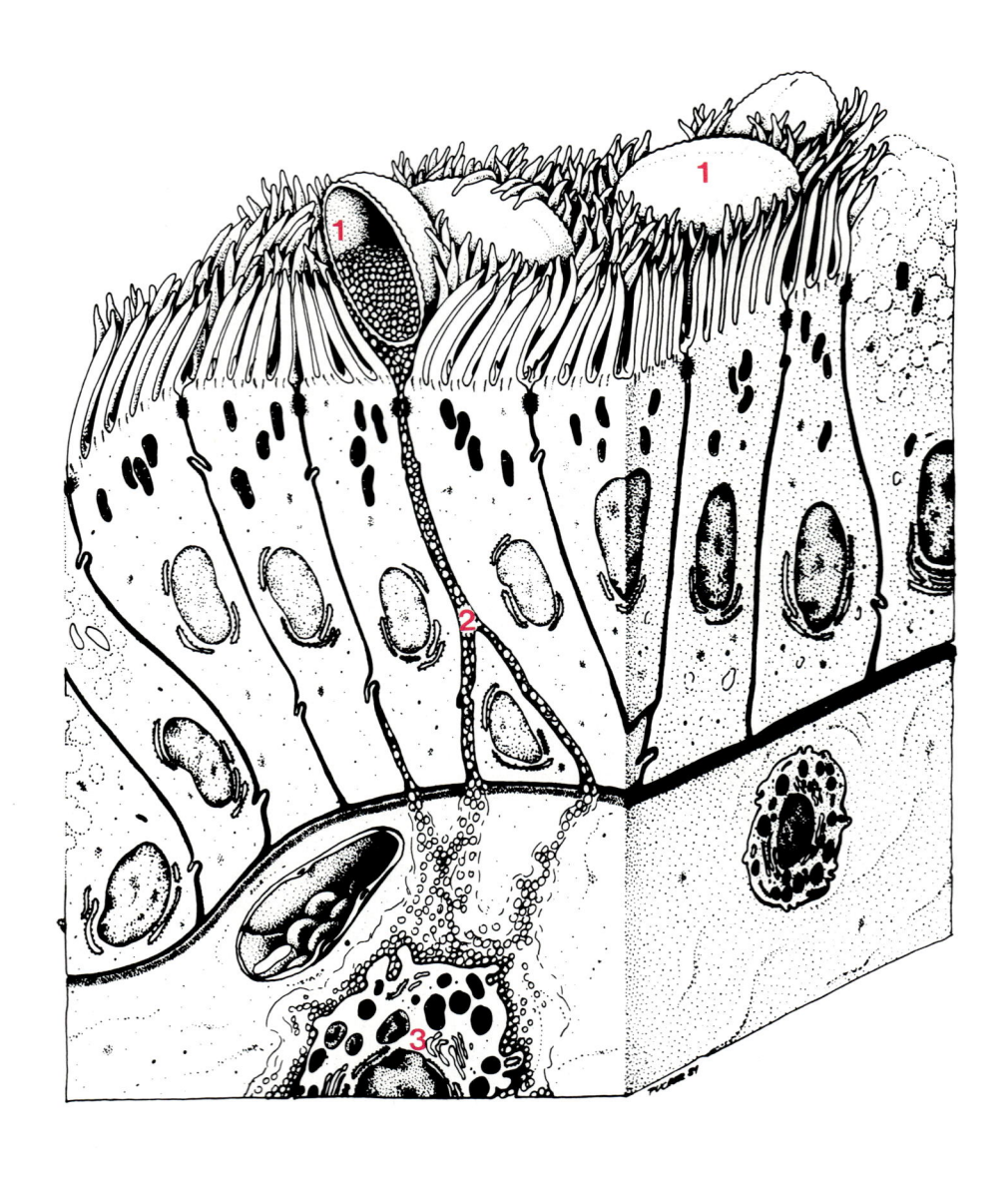

Abb. 43: Dreidimensionale Reproduktion:
Initialphase der Reaktion bei Pollinose.

1: Pollen auf der Epitheloberfläche
2: Entleerung des Polleninhaltes und Diffusion der Substanzen durch das Epithel
3: Mastzelle mit Reaktion der aus den Pollen freigesetzten Substanzen an der Zellmembran

51

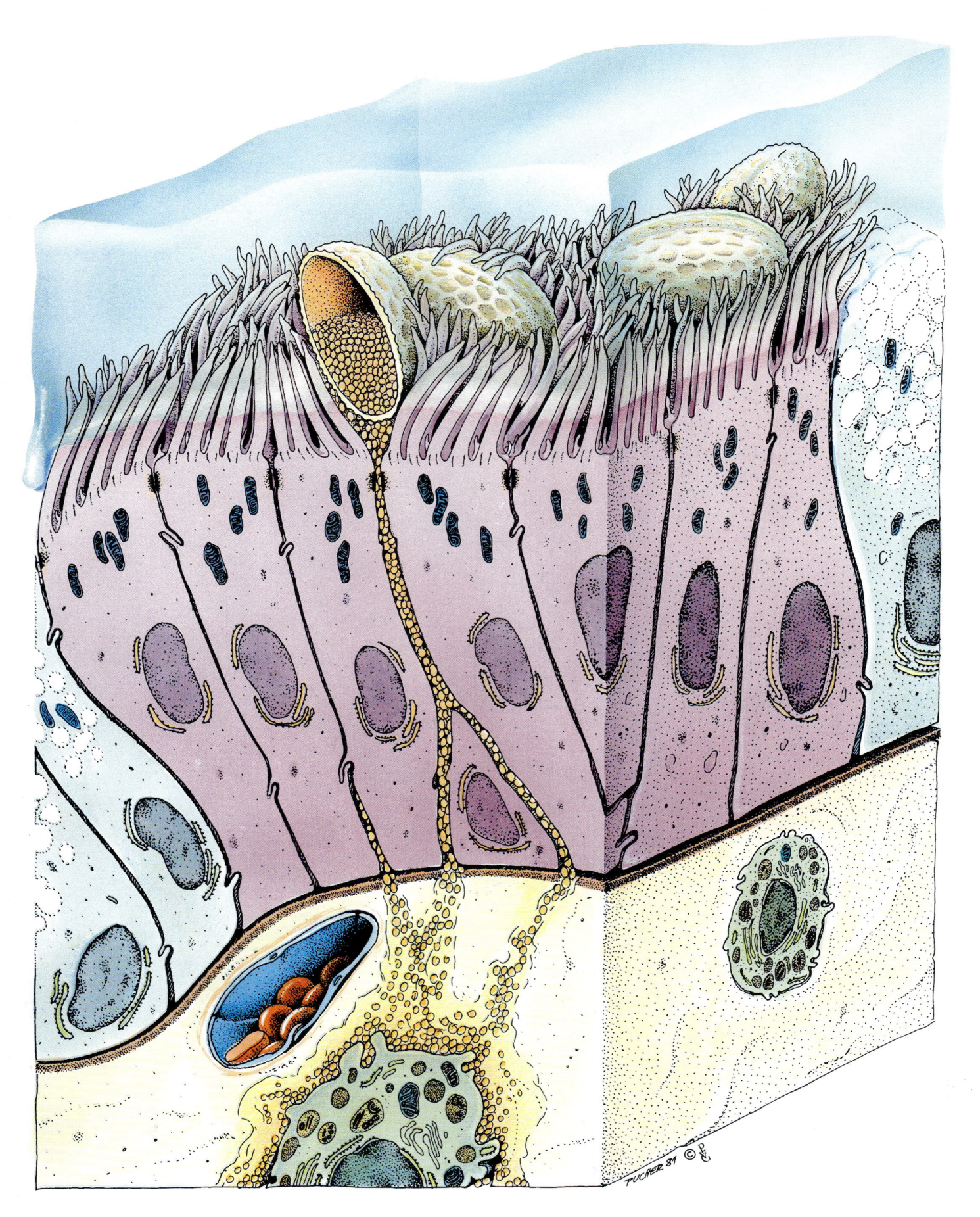

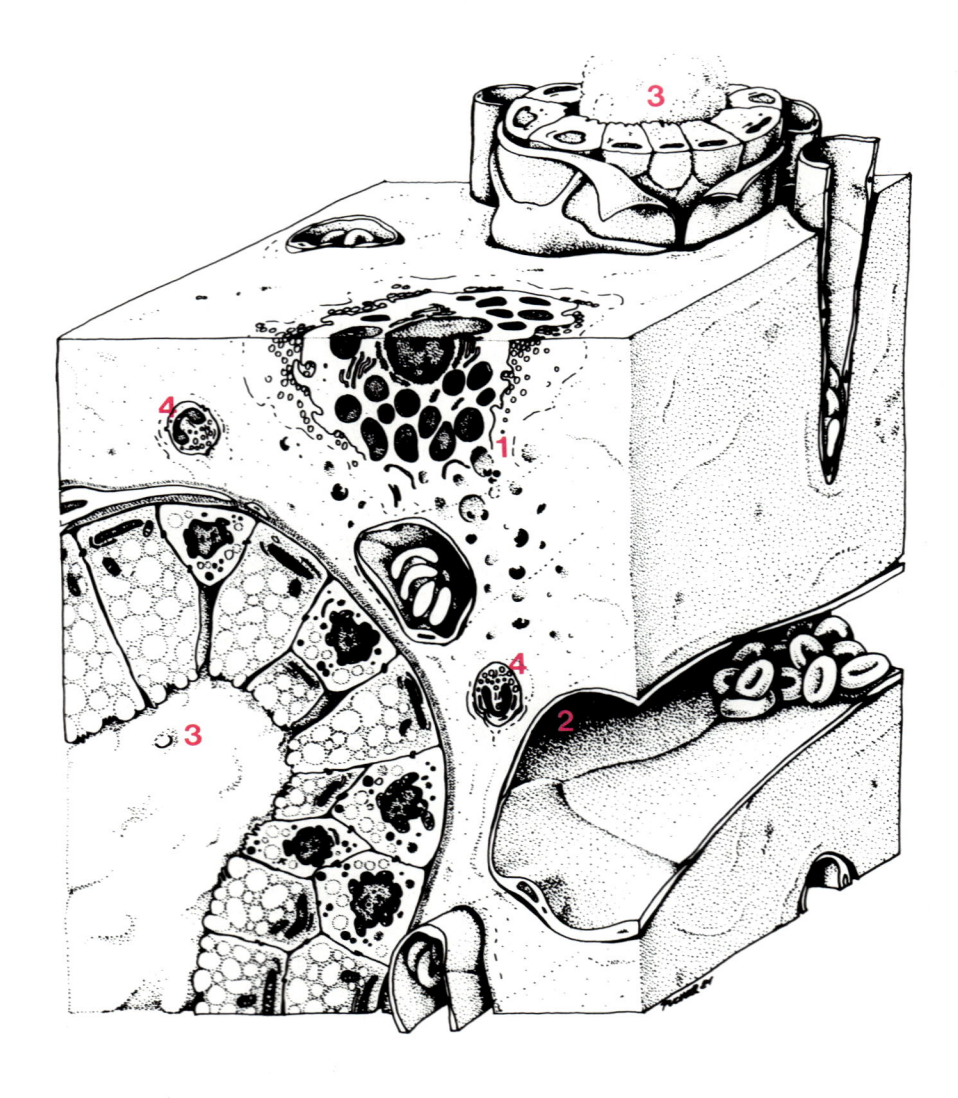

Abb. 44: Dreidimensionale Reproduktion:
Reaktion in der Stromazone der Nasenschleimhaut bei Pollinose.

1: Degranulation der Mastzelle
2: Gefäßerweiterung durch die Wirkung der Mediatoren
3: Dyskrinie mit Aktivierung der Drüsenzellen. Schleimstau in den Azini und in den Ausführungsgängen der nasalen Drüse
4: Einzelne eosinophile Granulozyten im Stroma

53

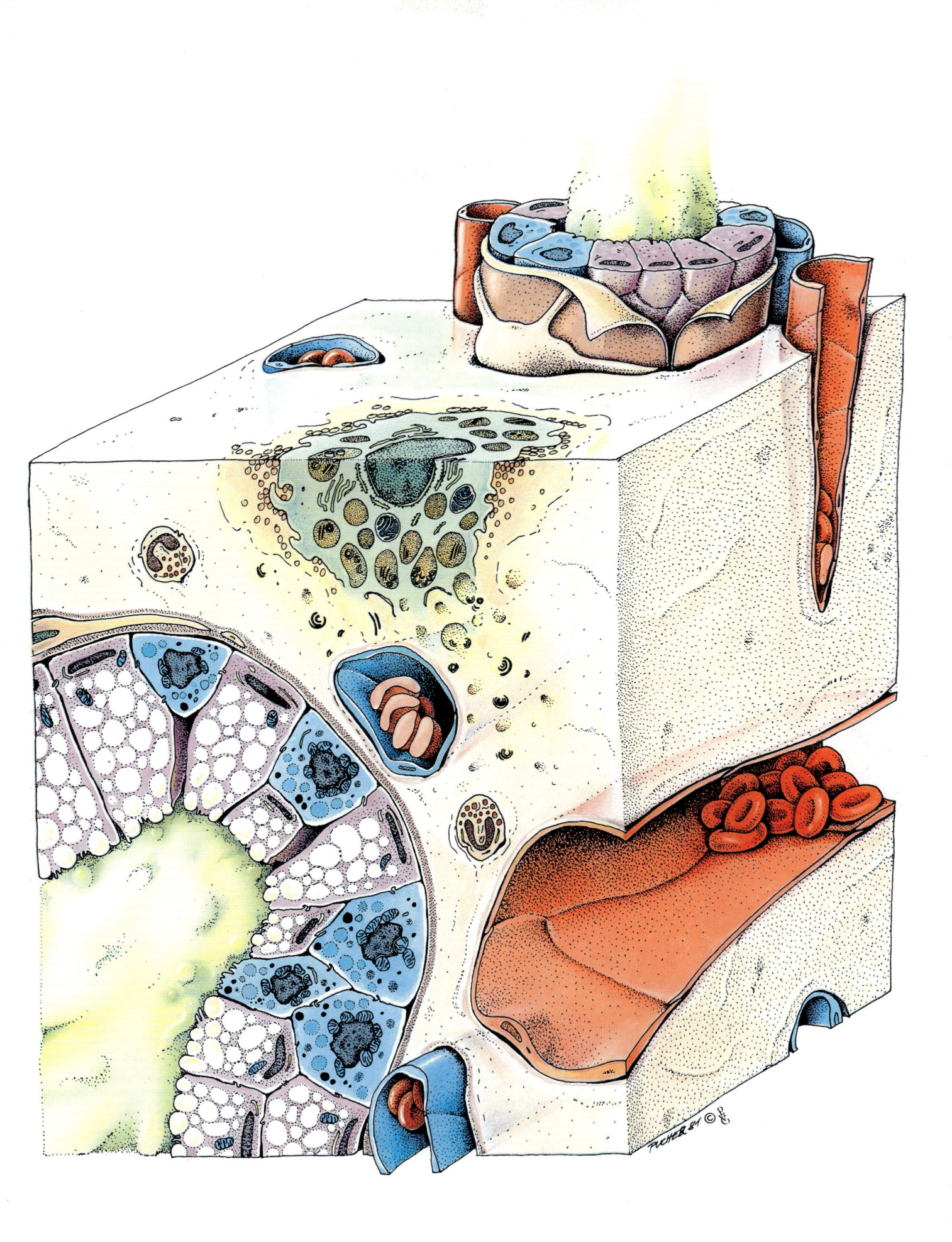

3.3.2. Sensibilisierung

Zur Zeit läßt sich die Frage noch nicht eindeutig beantworten, warum bestimmte Personen zu bestimmten Zeiten Allergien entwickeln. Genetische Faktoren spielen dabei ebenso eine Rolle wie individuell unterschiedliche Eigenschaften der Schleimhaut. Voraussetzung für die Bildung von Antikörpern bei allergischer Rhinitis ist, daß Allergene die Schleimhaut durchdringen. Bei gesunden Individuen scheint das IgA des Nasensekretes bei der Neutralisation der Allergene eine besondere Rolle zu spielen. Obwohl man bei Allergikern keinen Mangel an IgA nachweisen konnte, nimmt man eine qualitative Minderwertigkeit des IgA an. Auch scheint die Permeabilität der Mukosa für Proteine bei Allergikern erhöht zu sein. Im Gewebe werden Allergene durch Makrophagen aufgenommen, die ihre Information an B-Lymphozyten weitergeben. T-Lymphozyten scheinen einen kontrollierenden Einfluß auf die Weiterentwicklung der B-Lymphozyten zu antikörperproduzierenden Plasmazellen zu besitzen. Die von den Plasmazellen produzierten IgE-Antikörper besetzen die Oberfläche der Mastzellen. Bei Allergenkontakt kommt es bei sensibilisierten Patienten zur Degranulation von Mastzellen und zur Ausschüttung von Histamin und anderen Mediatorsubstanzen.

Bemerkenswert ist, daß die Zahl der IgE-Moleküle an den Mastzellen bei Allergikern gegenüber Normalpersonen allenfalls geringgradig erhöht ist. Die Degranulation kann nicht nur durch Allergene, sondern auch durch nichtimmunologische Faktoren wie Medikamente (Acetylsalicylsäure, Chlorpromazin, Polymyxin B und andere), Gifte und mechanische Einflüsse ausgelöst werden. Experimentell läßt sich die Degranulation durch Anti-IgE-Antikörper erreichen. Die Degranulation der Mastzellen erfolgt in einzelnen Schritten. Es entstehen Allergenbrücken zwischen zwei benachbarten IgE-Molekülen auf der Mastzellmembran. Die Permeabilität verändert sich und erlaubt den Einstrom von Kalzium aus dem Extrazellularraum in das Zytoplasma. Die perigranulären Membranen und die Zellmembranen fließen zusammen und erlauben den Austritt der Mediatorsubstanzen.

Abb. 45: Struktur der Pollen. Als Beispiel Pollen von Margeriten.
Ovale, bohnenförmige Gebilde mit gleichmäßigem Leistenmuster auf der Oberfläche.

Rasterelektronenmikroskopische Aufnahme
Vergr.: 1 240 x

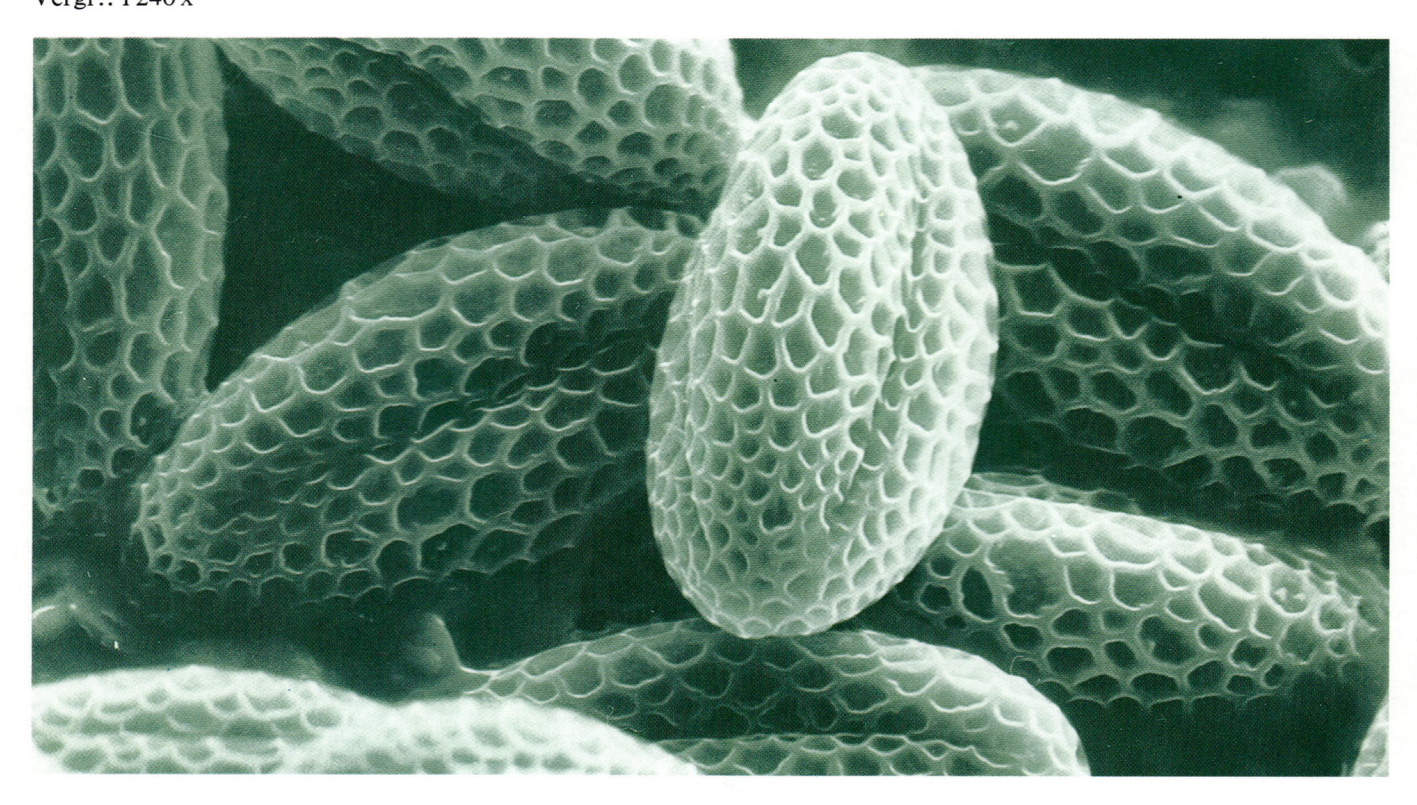

3.3.3. Morphologie der allergischen Rhinitis

Bei der morphologischen Differenzierung ist für die allergische Reaktion der Nasenschleimhaut des Menschen kein spezifisches morphologisches Substrat zu ermitteln. Am Oberflächenepithel treten rasch Membranschädigungen der Zilien und ein unregelmäßiger Zilienverlust auf. Die Zilien schwellen an und zeigen unregelmäßige Auftreibungen der Außenmembran. Die Zilientätigkeit wird bei der akuten allergischen Reaktion sofort unterbrochen. Manchmal entstehen Konglomerate aus mehreren Zilien. Die Epithelveränderungen sind durch den Verlust der in der normalen Schleimhaut vorhandenen Schlußleistenbarriere zwischen den Epithelzellen mit einer Öffnung der Interzellularräume zur Oberfläche hin gekennzeichnet. Einzelne Zellen lösen sich aus dem stark aufgelockerten Epithelverband. Die Zahl der Mikrovilli auf der Epitheloberfläche ist stark vermindert. Die Epithelzellen sind häufig geschwollen. Das Zytoplasma der Zellen ist durch eine Einwässerung aufgelockert. Das Zytoplasma enthält besonders in den apikalen Zellabschnitten zahlreiche Vakuolen sowie vermehrt endoplasmatisches Retikulum, freie Ribosomen und feinfilamentäre Strukturen in der zytoplasmatischen Matrix. Die Mitochondrien sind unterschiedlich groß und geschwollen. Ihre Cristae sind reduziert oder vollständig verloren gegangen. Die Verteilung der Becherzellen im Oberflächenepithel ist unregelmäßig. Als Ausdruck der Hypersekretion erreichen die einzelnen Sekrettropfen eine erhebliche Größe.

Trotz einer schweren Epithelschädigung bleibt die Kontinuität der Basallamelle in der Regel erhalten. Unter der Basallamelle kann eine unterschiedlich breite Verdichtungszone des Bindegewebes mit unterschiedlich angeordneten Kollagenfasern entstehen, die einer lichtmikroskopisch sichtbaren Basalmembranverbreiterung entspricht. Die Gefäße der Tunica propria sind ausgeweitet. Die Endothelzellen zeigen eine Schwellung mit zum Teil deutlicher Auflockerung der zytoplasmatischen Matrix. Die auch unter normalen Bedingungen vorkommende Fensterung der Endothelzellen ist deutlich ausgeprägt,

Abb. 46: Allergische Rhinitis.
Vermehrung der Becherzellen im Oberflächenepithel. Stark ödematöse Auflockerung des Stromas. Dichte Infiltration, vorwiegend mit eosinophilen Granulozyten.

Lichtmikroskopische Aufnahme
Färbung: Hämatoxylin-Eosin
Vergr.: 240 x

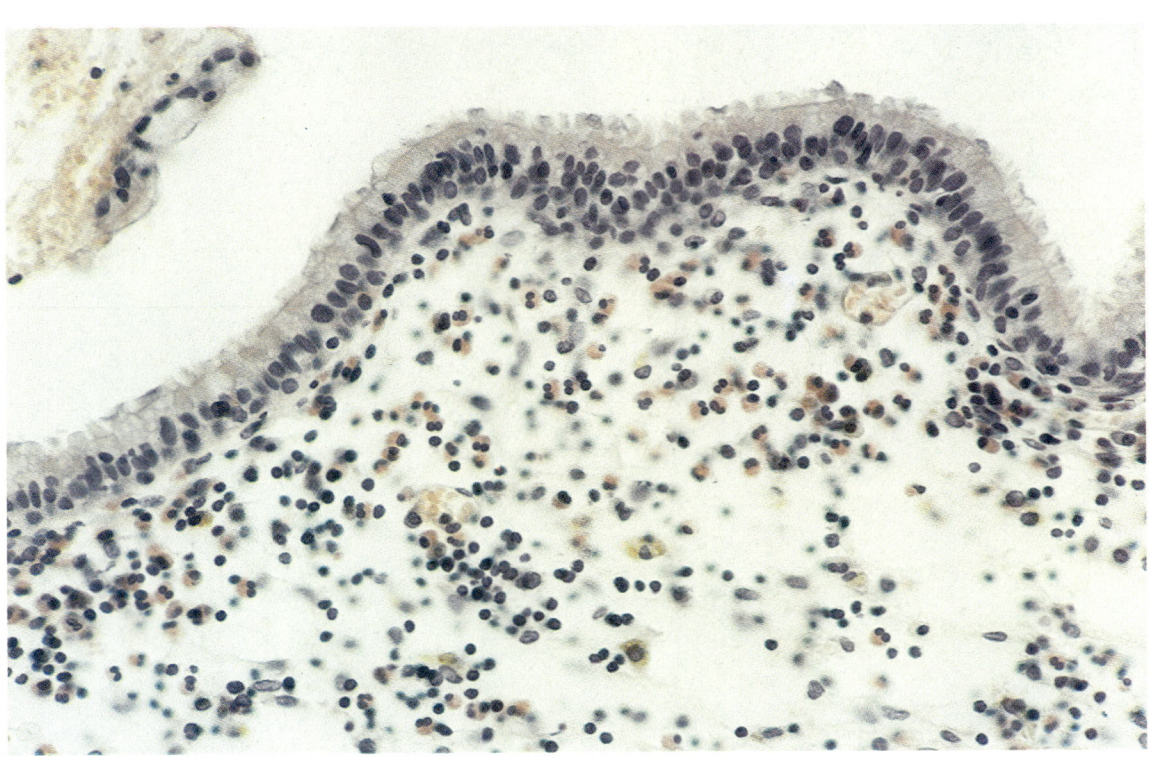

die einzelnen Poren erscheinen erweitert. Im Zytoplasma der Endothelzellen sind sehr reichlich Endozytosevesikel unterschiedlicher Größe ausgebildet. Die Interzellularräume zwischen den Endothelzellen sind häufig geöffnet. Es kommen Lücken im Bereich der Kontaktzone vor. Die Basallamelle des Endothels bleibt stets erhalten. Die Gefäße sind in der Regel von einer verdichteten Zone der Grundsubstanz des Bindegewebes umgeben. Diese morphologisch faßbaren Veränderungen sind Ausdruck für die Permeabilitätssteigerung an der Gefäßwand. Sie führt zu einer ausgeprägten Transsudation von flüssigen Bestandteilen des Blutes in das Bindegewebe der Tunica propria. Die ausgeprägten Flüssigkeitsansammlungen in den Interzellularräumen des Oberflächenepithels sprechen für eine erhöhte Durchlässigkeit. Der Verlust der Schlußleistenbarriere des Epithels trägt sicher zu der exzessiven Nasensekretion bei. Die morphologischen Befunde sprechen dafür, daß neben der Aktivierung der sekretorischen Leistung der Schleimhaut eine Transsudation der Blutbahn durch das Oberflächenepithel erfolgt. Die Veränderungen sind reversibel und bilden sich nach Abklingen der Reaktion vollständig zurück.

An den markhaltigen und marklosen Nervenfasern der Tunica propria lassen sich außer einer geringen Aufquellung mit gelegentlichen Vakuolenbildungen keine Besonderheiten feststellen.

Unter der Einwirkung der Mediatoren entsteht neben der Zirkulationsstörung eine Fehlsteuerung der sekretori-

Abb. 47: Struktur der Zilien bei allergischer Rhinitis.
Plumpe, verkürzte Zilien mit unregelmäßigen Verdickungen und wellenförmigen Auftreibungen der Außenmembran (↑).

Rasterelektronenmikroskopische Aufnahme
Vergr.: 11 600 x

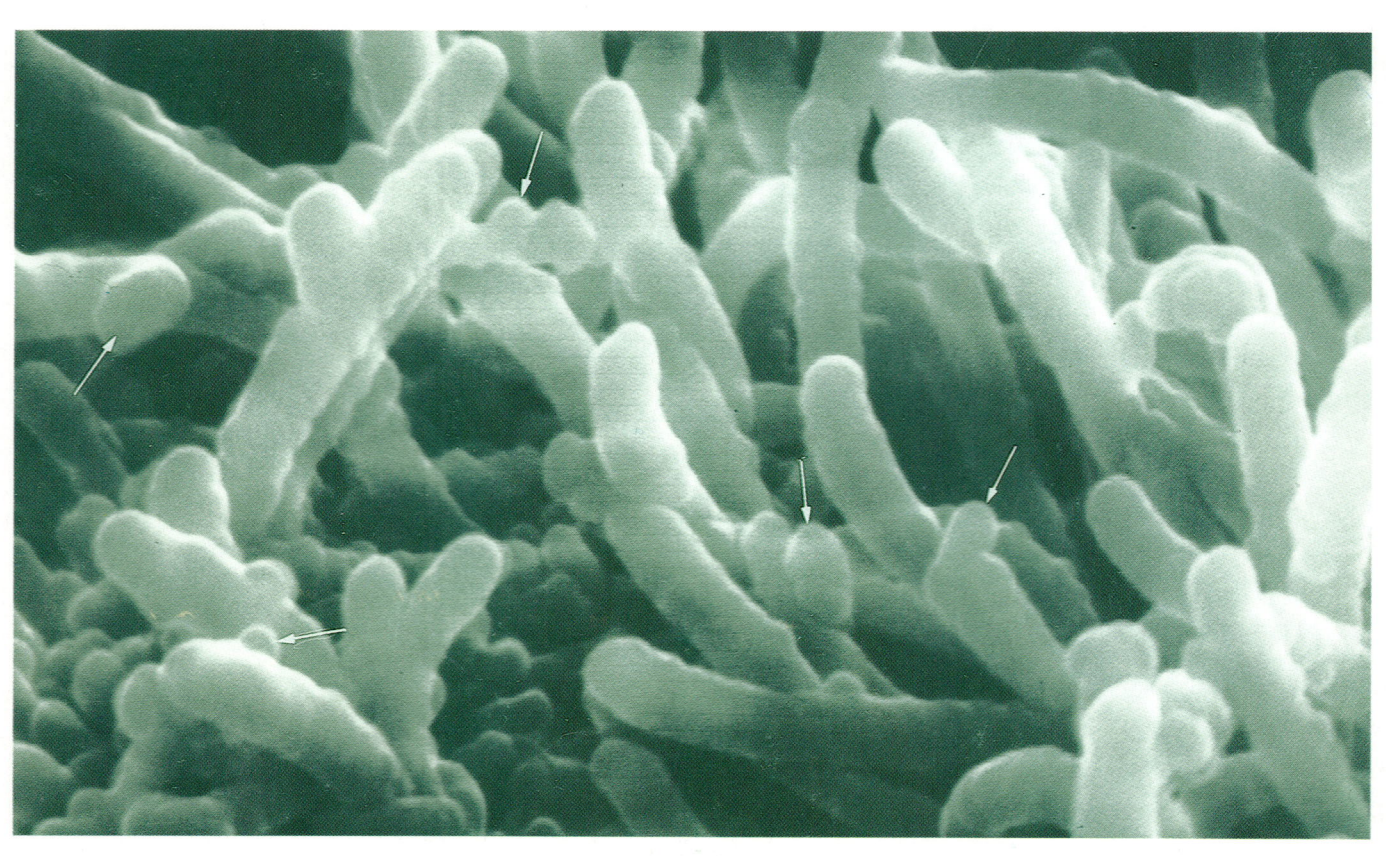

schen Leistung des Oberflächenepithels und der Nasendrüsen (Dyskrinie). Sie wird morphologisch durch eine Zunahme von hochaktiven Becherzellen im Oberflächenepithel und in den Drüsen sichtbar, in denen die serösen Anteile fast vollständig verdrängt werden. An den Becherzellen in den Drüsen ist eine holokrine Sekretion zu beobachten, bei der einzelne Zellen nekrotisch werden und Zellbestandteile im Sekret erscheinen. Auch diese Veränderungen sind nach Abklingen der Reaktion reversibel.

Als Zeichen einer gesteigerten sekretorischen Aktivität der sekretbildenden Zellen ist eine Erweiterung des granulären endoplasmatischen Retikulums, insbesondere in den Endstücken der Nasendrüsen, zu werten. Die Zisternen des endoplasmatischen Retikulums sind zum Teil optisch leer oder enthalten feinflockiges Material. Die Mitochondrien liegen dicht und erscheinen durch ein stark erweitertes endoplasmatisches Retikulum zusammengedrängt.

Die Ausführungsgänge der Drüsen sind erweitert und mit Sekretmassen angefüllt. Es können zystische Erweiterungen des Gangsystems vorkommen. Für die Vermehrung der Sekretmenge sind an den Epithelzellen keine Zeichen zu ermitteln. Das Zytoplasma der Zellen enthält zum Teil 1 μm große, durch eine Membran abgegrenzte Sekrettropfen, die in einer hellen Matrix zentral und etwas exzentrisch liegende Verdichtungszonen aufweisen können. Die elektronenmikroskopischen Befunde lassen den Schluß zu, daß eine vermehrte Sekretsynthese und eine überstürzte Sekretausschüttung stattfinden, und daß das Prosekret schon intrazellulär eine erhebliche Einwässerung im Sinne einer Hydrochylie erfährt.

Abb. 48: Allergische Rhinitis.
Ausgeprägte Erweiterung der Interzellularspalten des Oberflächenepithels bei erhaltener Basallamelle (BL). Auf der Oberfläche der Zellen Zytoplasmafortsätze, die die Interzellularspalten durchspannen.

Transmissionselektronenmikroskopische Aufnahme
Vergr.: 8 000 x

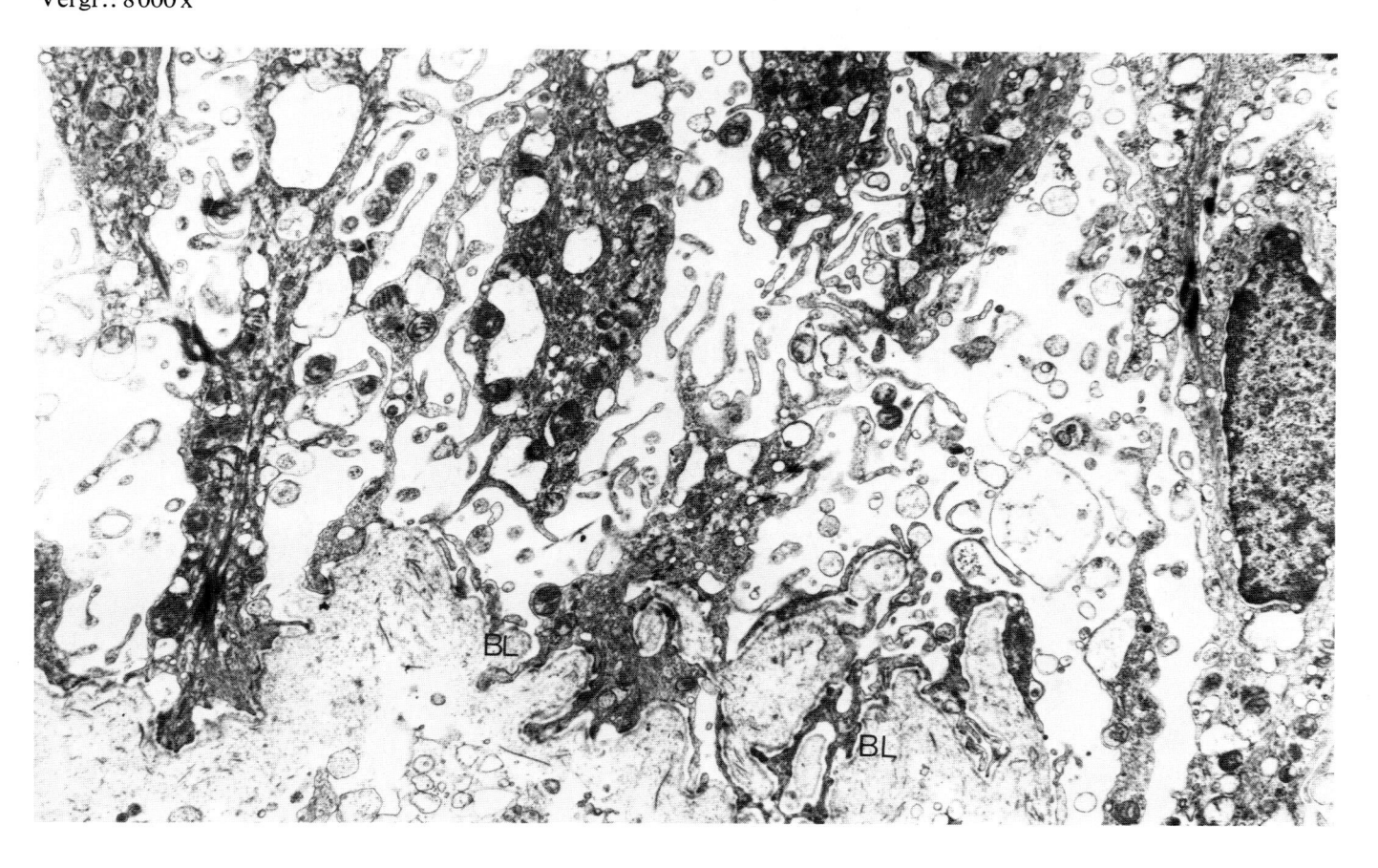

3.3.4. Therapie

Die Beseitigung der Allergenexposition ist die eigentlich kausale Behandlung der Allergien. Dazu gehört die Abschaffung von Haustieren, die Vermeidung des Kontaktes mit Versuchstieren oder die Ausschaltung von allergisierenden Substanzen durch eine berufliche Exposition. Bei Hausmilben- oder Stauballergien kann die Beseitigung von organischen Materialien, insbesondere aus Staubfängern in Schlafzimmern, eine wesentliche Besserung herbeiführen. Schimmelpilze, die Allergien auslösen können, wachsen vor allem an Wänden feuchter Wohnräume. Hier kann die Beseitigung der Feuchtigkeit oder gar ein Wohnungswechsel bleibende Besserung bringen. Eine bedingt kausale Therapie ist die Hyposensibilisierung. Sie ist nur bei schweren Fällen der täglich auftretenden Rhinitis und Asthma bronchiale mit Atemnot indiziert. Für die Behandlung des Heuschnupfens wird für diese Therapie eine Erfolgsquote von 70 bis 90 % angegeben, wenn das lokalisierte Allergen exakt ermittelt wurde und während der langen Behandlungsdauer keine Allergenänderung eintritt.

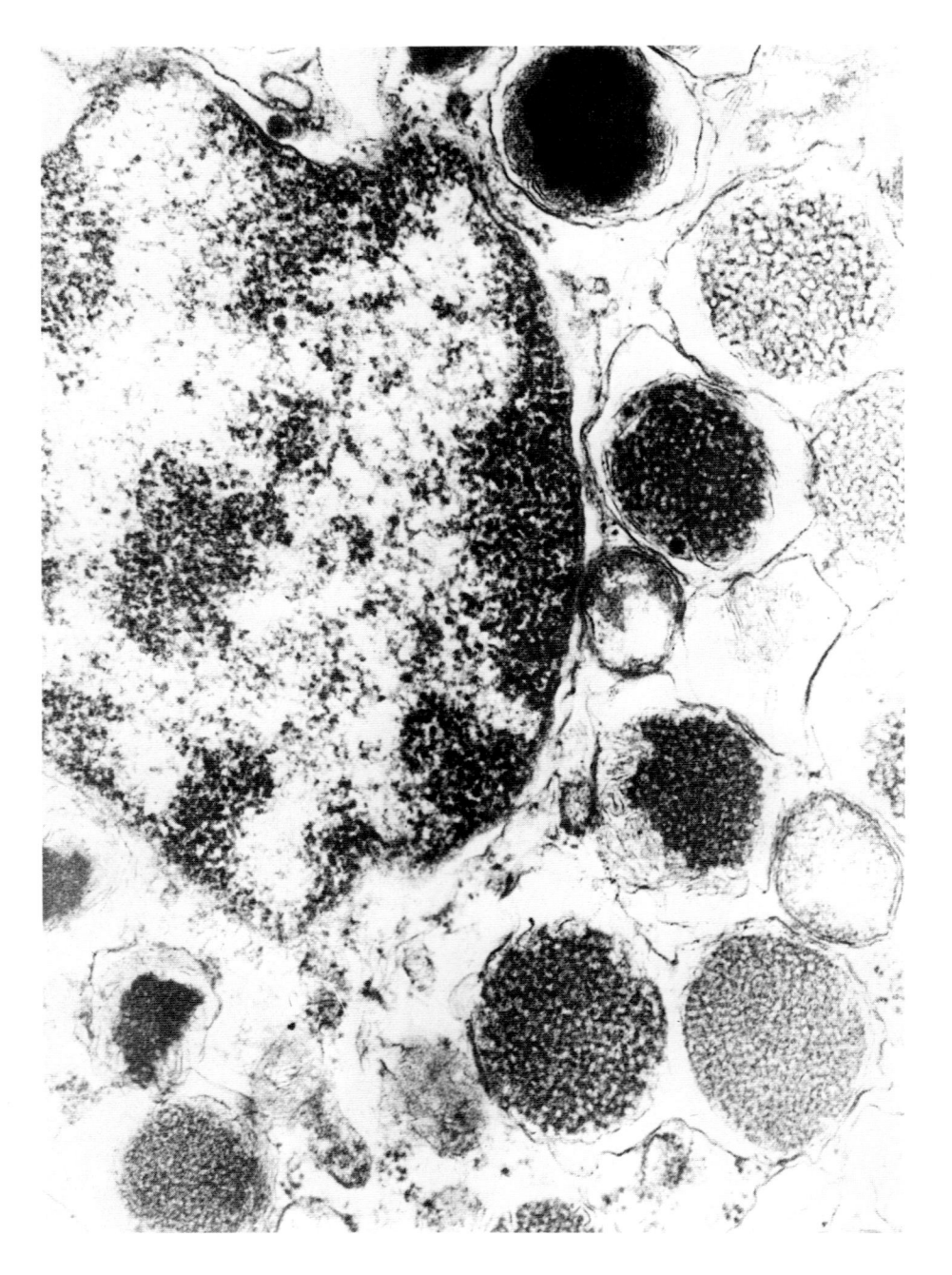

Abb. 49: Mastzelle bei allergischer Rhinitis.
Beginnende Auflösung der Membran der Mastzellgranula. Zum Teil Auflockerung des granulären Inhaltes der Granula.

Transmissionselektronenmikroskopische Aufnahme
Vergr.: 32 000 x

Nach langsamer Steigerung wird das Maximum der tolerierten Dosis des ermittelten Allergens in etwa 4-Wochen-Abständen injiziert. Eine Behandlung von 3-4 Jahren ist im allgemeinen erforderlich. Mit einer Restsymptomatik muß trotzdem gerechnet werden. Ebenso sind Rezidive möglich, die eine Wiederholung der Behandlung erfordern. Diese langzeitige Behandlung erfordert eine hohe Disziplin von den Patienten. Schockreaktionen nach der Injektion sind möglich. Deshalb ist eine mindestens 1/2stündige Überwachung der Patienten nach der Injektion unter Bereitstellung einer Schockapotheke erforderlich. In den letzten Jahren wird zunehmend über Erfolge von oraler Hyposensibilisierung berichtet, die sich insbesondere bei Kindern anbietet. Der Behandlungserfolg ist jedoch selbst nach 4jähriger Hyposensibilisierung nur für 3-5 Jahre gesichert. Durch die Hyposensibilisierung wird die Menge der blockierenden IgG-Antikörper erhöht, die das Allergen einfangen, bevor es sich über die IgE-Antikörper an die Mastzellen anlagern und die Histaminausschüttung provozieren kann.

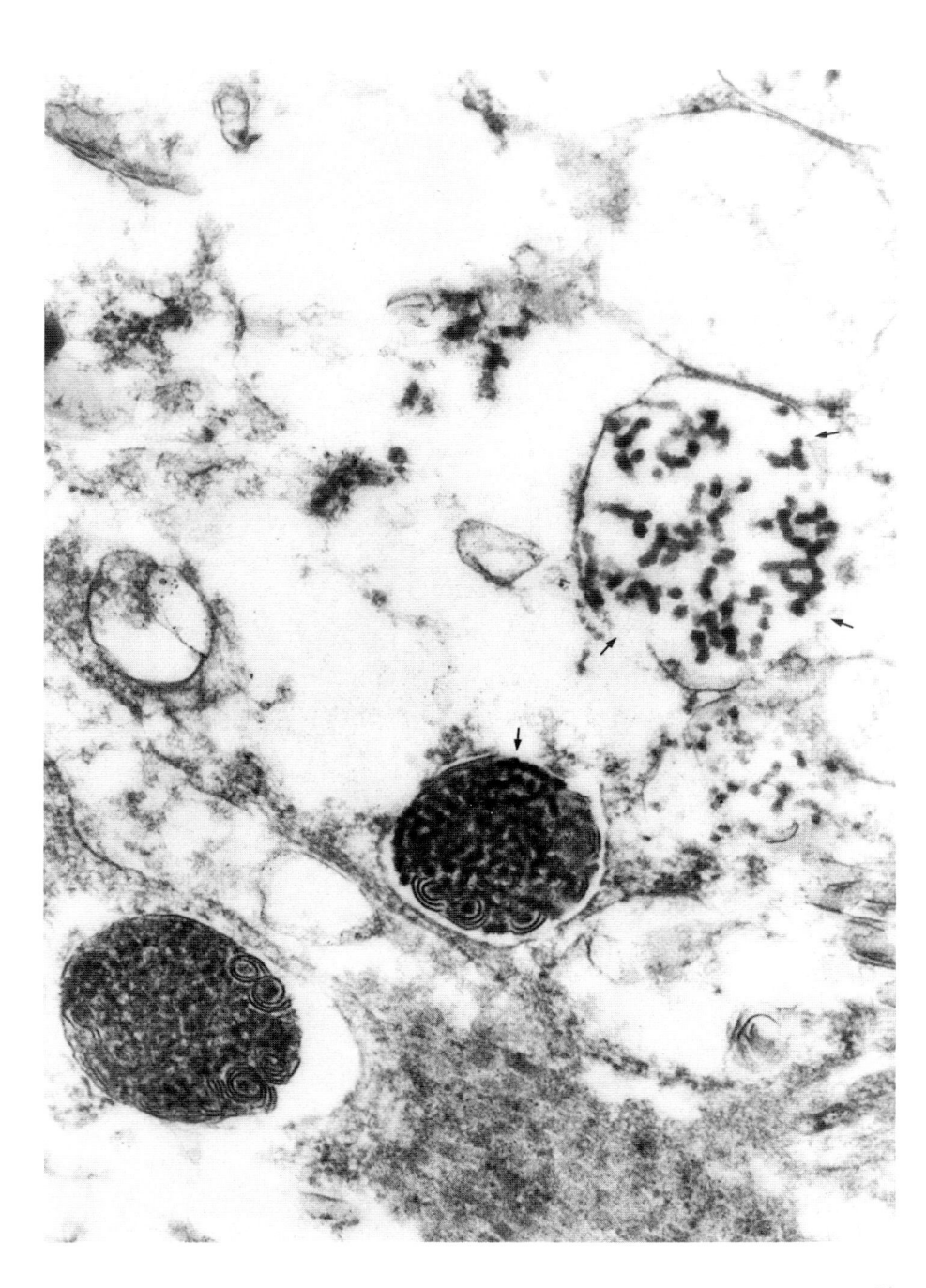

Abb. 50: Zerfallende Mastzellgranula mit Freisetzung des granulären Inhaltes in den Interzellularraum. Fragmentation der Membran der Granula (↑).

Transmissionselektronenmikroskopische Aufnahme
Vergr.: 48 000 x

Medikamentöse Behandlung

Abschwellend auf die Schleimhaut wirkende Medikamente, lokal oder oral appliziert, dürfen nicht kritiklos eingesetzt werden. Sie sind bei der allergischen Rhinitis nur in besonderen Fällen indiziert. Bei häufigem Einsatz besteht Gewöhnungsgefahr. Außerdem kann sich eine reaktive Nasenverschwellung als Reaktion auf das Medikament, eine Rhinitis medicamentosa, entwickeln.

Die medikamentöse Behandlung der allergischen Rhinitis hat eine große praktische Bedeutung, wenngleich natürlich prinzipiell die Allergenausschaltung anzustreben ist.

Zwei Gruppen von Medikamenten spielen in der Therapie eine wesentliche Rolle:

Die Antihistaminika, die den leichten Fällen vorbehalten sind, sowie die mit großer Zuverlässigkeit wirksamen Kortikosteroide, die auch in schweren Fällen eine wirksame Kontrolle ermöglichen. Antihistaminika vermindern die Nasensekretion sowie Niesattacken. Bei der Polyposis nasi ist mit Antihistaminika kein Erfolg zu erzielen. Bei der Gabe von Antihistaminika ist der zentraldämpfende Effekt der Medikamente zu beachten. Die Applikation der Antihistaminika erfolgt in der Regel oral. Lokale Applikationen werden wegen einer möglichen Sensibilisierung abgelehnt.

Einen hohen Stellenwert bei der Behandlung der Rhinitis allergica haben die Kortikoide. Die örtliche Behandlung mit Kortikoiden kann die Symptome der allergischen Rhinitis bei etwa 2/3 der Patienten unterdrücken. Bei einer bakteriellen Superinfektion an der Schleimhaut mit Ausbildung eines purulenten Nasensekretes ist diese Behandlung jedoch nicht geeignet. Nasenpolypen können sich unter der Kortikoidtherapie nach längerer Behandlung zurückbilden. Bei Polyposis nasi ist jedoch die chirurgische Therapie vorzuziehen. Auch eine begleitende Kieferhöhlenentzündung muß gezielt medikamentös oder chirurgisch behandelt werden.

Abb. 51: Eosinophile Granulozyten im Stroma der Nasenschleimhaut bei allergischer Rhinitis.
Im Zytoplasma dicht angeordnete Granula mit typischen parakristallinen Einschlüssen.

Transmissionselektronenmikroskopische Aufnahme
Vergr.: 8 000 x

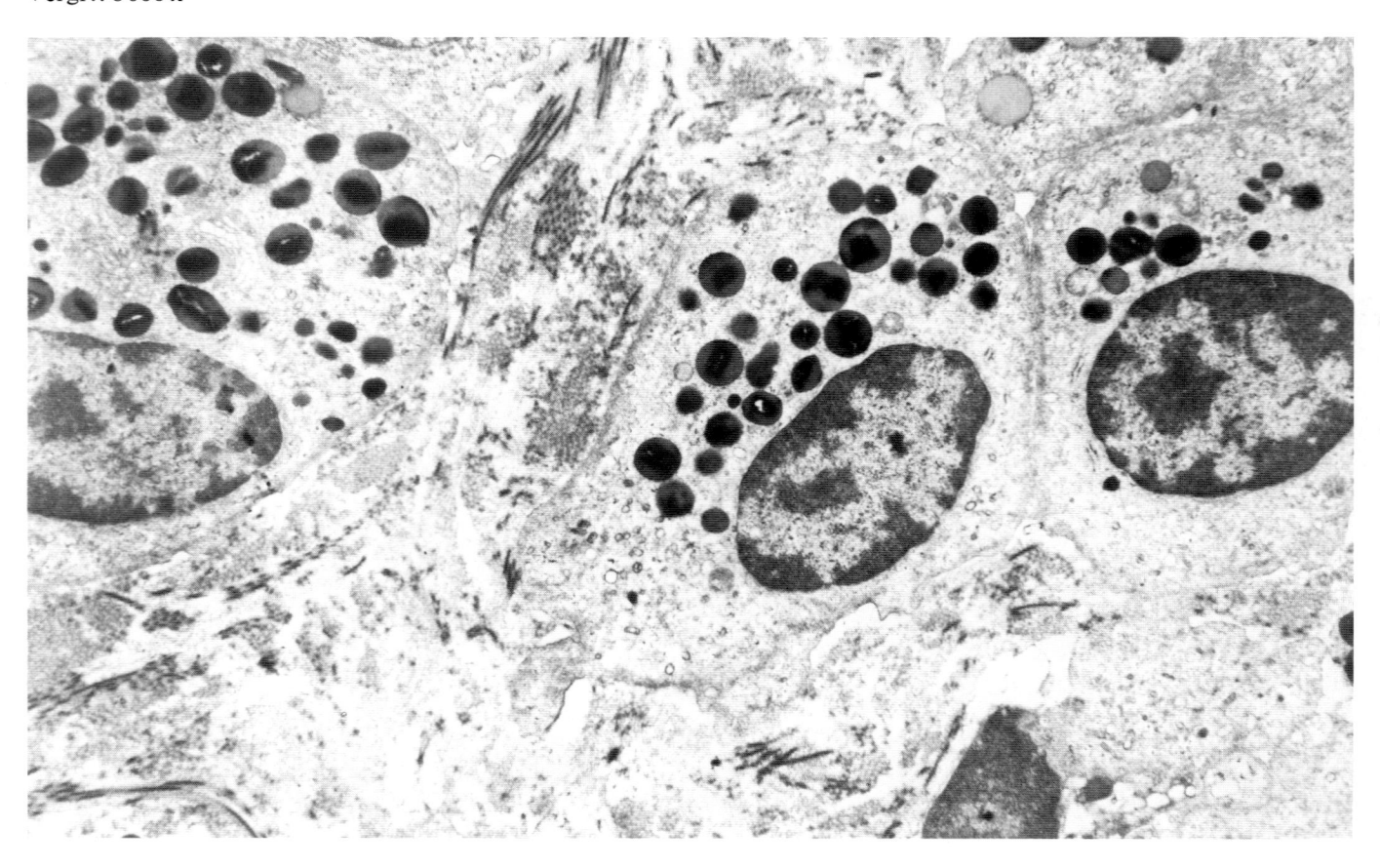

Da lokal applizierte Kortikoide, z.B. Beclometason und Dexametason zum größten Teil in der Schleimhaut abgebaut werden, sind Allgemeinsymptome nicht zu erwarten. Die orale zirkadiane Therapie hat den Vorteil, daß sie in Abhängigkeit von den klinischen Symptomen variiert werden kann. Der Einsatz von Depot-Präparaten ermöglicht eine sichere Applikation durch eine einmalige Injektion. Obwohl die Gefahr schwerer Nebenwirkungen bei der Kortisontherapie der allergischen Rhinitis wegen der niedrigen Dosierung gering ist, sollte die Gabe von Kortikoiden bei Kindern vermieden werden. Eine Gewichtszunahme ist bei längerer Behandlung zu erwarten. Schwere Komplikationen wie Osteoporose, Hypertonie, Hautveränderungen, Zunahme des intraokulären Druckes und Verschlimmerung von Magenulzera sind selten. Dennoch sollte der Einsatz der Kortikosteroide auf den Einzelfall abgestimmt und nach Abwägung anderer Behandlungsmethoden erfolgen. Von den Dosier-Aerosolen sollen diejenigen vorgezogen werden, die den Vorteil der gleichmäßigen und exakten Einbringung der Wirkstoffe haben, um eine Kortikoid-Überdosierung zu vermeiden. Natriumchromoglykat verhindert die Ausschüttung von Mediatorsubstanzen aus den Mastzellen. Dieses Medikament wird mehrfach am Tage als Pulver in die Nase gestäubt und kann bei vielen Patienten die allergische Symptomatik unterdrücken. Vor Beginn einer immunologischen oder medikamentösen Therapie sollte die Nase chirurgisch saniert werden. Septumdeviationen werden plastisch korrigiert. Sporne, die die Nasenmuscheln irritieren können, werden abgetragen. Hyperplastische Nasenmuscheln müssen koaguliert oder reseziert werden. Vergrößerte hintere Enden der unteren Nasenmuschel werden entfernt. Obwohl bekannt ist, daß unter Kortikoidtherapie, aber auch unter Immuntherapie, die Polyposis nasi rückbildungsfähig sein kann, andererseits aber eine Rezidivneigung von Nasenpolypen besteht, sollten die Polypen operativ entfernt werden. Dies schließt die chirurgische Sanierung der befallenen Nasennebenhöhlen ein.

Abb. 52: Allergische Rhinitis.
Ausschnitt aus einer nasalen Drüse mit Erweiterung des Lumens eines Azinus. In den Epithelzellen dicht gelagerte Prosekretgranula. Im periglandulären Bindegewebe eine Mastzelle im Zustand der Degranulation (↑).
Transmissionselektronenmikroskopische Aufnahme
Vergr.: 3 200 x

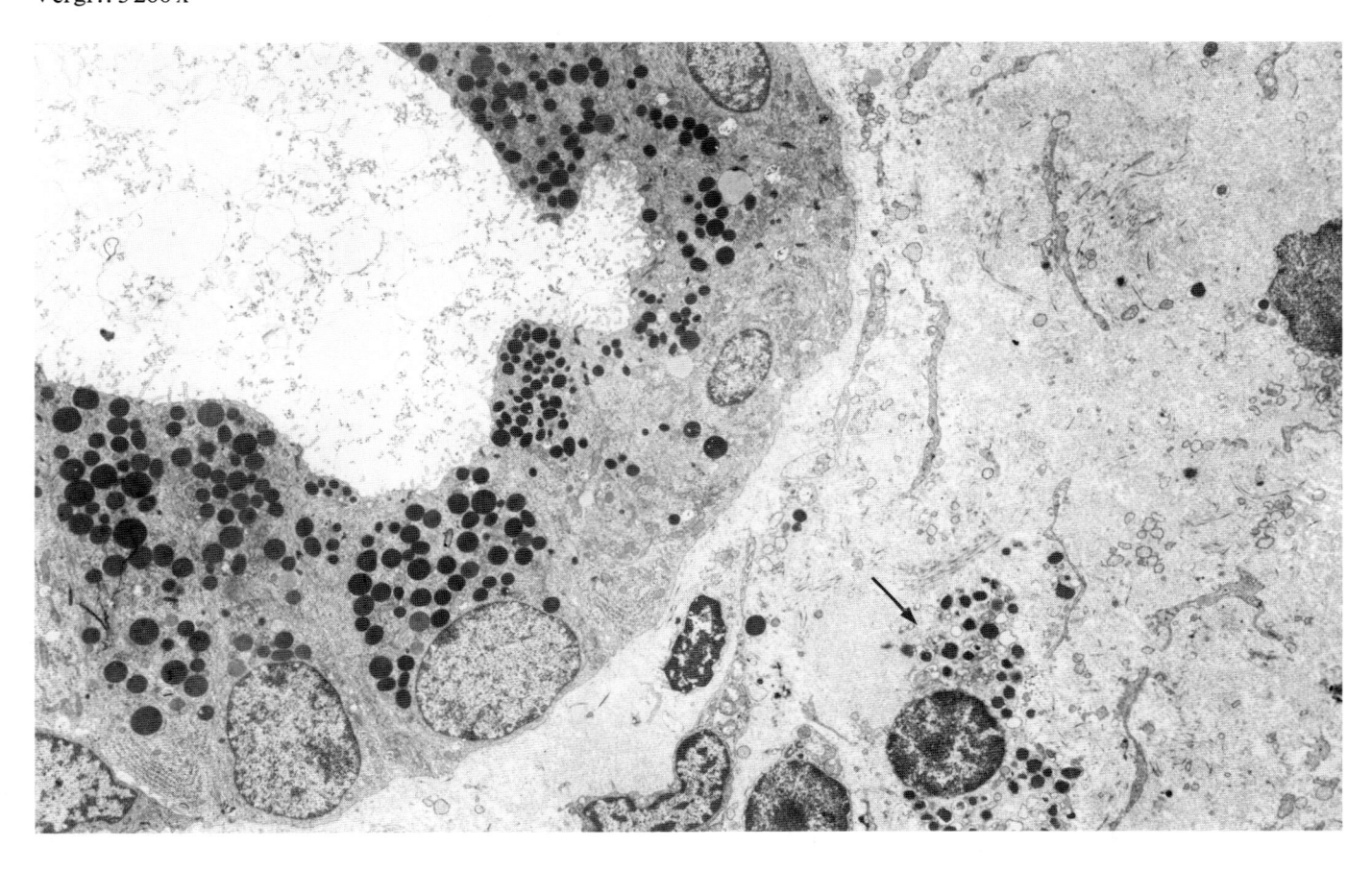

3.4. Allergische Rhino-Sinusitis

Die Nasennebenhöhlen sind bei der allergischen Rhinitis in der Regel sekundär als Folge der Abflußbehinderung durch Schwellung der Nasenschleimhaut beteiligt. Entsprechend der quantitativ und qualitativ geringen Ausstattung der Nasennebenhöhlen mit reagiblen zellulären Elementen steht die allergische Reaktion der Nasenschleimhaut stets weit im Vordergrund. NAUERMANN hat in diesem Zusammenhang daher von den Nasennebenhöhlenschleimhäuten als den "armen Verwandten" der Nasenschleimhaut gesprochen.

3.5. Chronische Rhinitis

Monatelang bestehende bzw. in kurzen Zeitabständen rezidivierende Entzündungen der Nasenschleimhaut, bei denen keine Restitutio ad integrum eintritt, wird als chronische Rhinitis bezeichnet. Spezifische Erreger sind nicht nachweisbar. Aufgrund der klinischen Erscheinungsformen lassen sich eine Rhinitis chronica simplex, Rhinitis chronica hypertrophicans, eine Rhinitis chronica atrophicans und als Sonderform die Ozaena unterscheiden.

Die Rhinitis chronica simplex verläuft ohne makroskopisch sichtbar bleibende Veränderungen. Neben konstitutionellen Faktoren werden in erster Linie exogene Reize angeschuldigt.

Die chronisch-hypertrophische Rhinitis geht mit bleibenden Schleimhautveränderungen einher. Bei der Rhinoskopie erkennt man vergrößerte Nasenmuscheln, die sich nicht vollständig abschwellen lassen. Durch die Verlegung der Nase erklären sich die Beschwerden der Patienten wie Kopfdruck, nächtliche Schlafstörungen, sekundäre Nasennebenhöhlenentzündungen.

Die chronisch-atrophische Rhinitis ist seltener. Sie fällt durch weite Nasengänge und borkige Beläge auf den Schleimhäuten auf, die durch eine Abnahme der funktionellen Elemente an der Schleimhaut haften bleiben.

Abb. 53: Das Bild der chronischen Rhinitis ist sehr variabel. Auf der vorliegenden Abbildung steht die Bildung von zähem Schleim bei stärkerer Geweberötung und Gefäßerweiterung im Vordergrund.

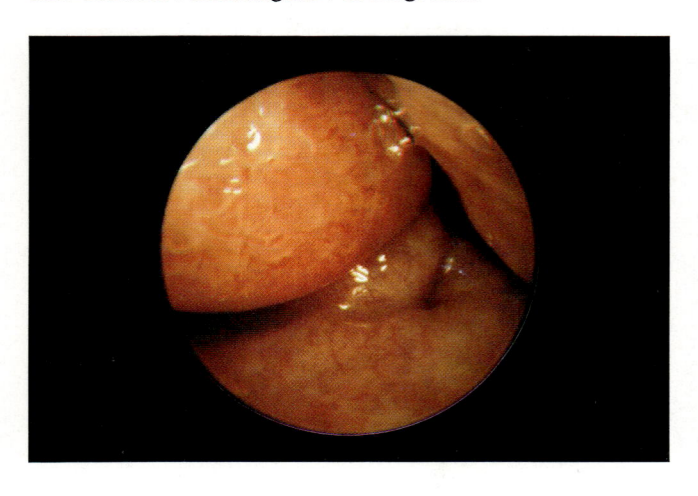

Abb. 54: Lappenbildungen, wie sie an der rechten unteren Nasenmuschel zu erkennen sind, können chirurgisch abgetragen werden.

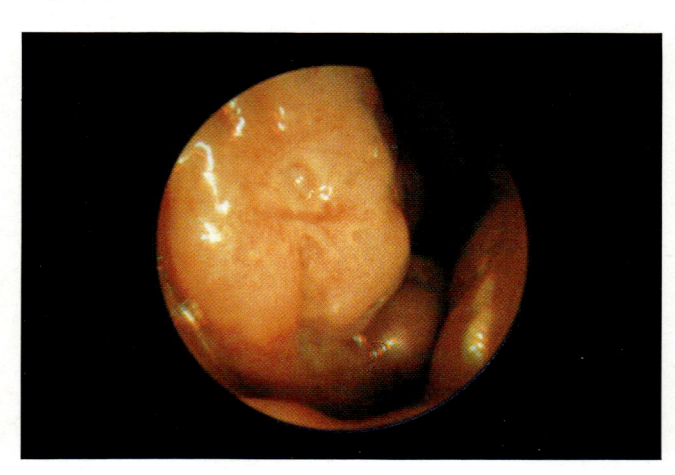

Die Ozaena wird in Deutschland kaum noch beobachtet. Bei der "Stinknase" fällt dem Untersuchenden der süßlich unangenehme Geruch auf, den der Patient selbst nicht empfindet. Die Nasenatmung ist durch gelblichgrüne Borken behindert, die sich bis in den Rachen hineinziehen können. Durch fortschreitende Atrophie des Nasenskelettes kann es zu einer äußeren Deformation der Nase kommen.

Bei der Ätiologie der chronischen Rhinitis ist vieles nicht endgültig geklärt. Es werden viele verschiedene Einzelkomponenten für die Unterhaltung dieser Form der entzündlichen Reaktion angenommen. Sie lassen sich grundsätzlich auf exogene Faktoren wie chemische, physikalische, infektiöse und alimentäre Einflüsse sowie auf endogene Faktoren wie konstitutionelle, hormonelle, immunologische, allergische und metabolische Komponenten reduzieren. Im einzelnen bleibt jedoch ungeklärt, warum bei einer Rhinitis chronisch-protrahierte Verläufe entstehen.

Viele Beobachtungen sprechen dafür, daß für die Entstehung und den Verlauf der chronischen Rhinitis beim Menschen immunologische Mechanismen von entscheidender Bedeutung sind. Dabei kann man davon ausgehen, daß die Reaktion immunkompetenter Zellen mit dem Antigen im Mittelpunkt dieses Geschehens stehen. Bei der humoralen und zellgebundenen Immunantwort besteht eine Kooperation zwischen B- und T-Lymphozyten. Die humoralen Reaktionen können dabei durch T-Zellen gefördert oder unterdrückt werden. Bei der Einleitung der Immunantwort kommt den Makrophagen eine besondere Bedeutung zu. Das Antigen wird nach Aufnahme durch die Makrophagen modifiziert und in besonderer, sozusagen aufbereiteter Form den Lymphozyten angeboten; es zeigt dabei eine wesentlich höhere Immunogenität. Lymphozytenfaktoren können die Makrophagen chemotaktisch anlocken und spezifisch aktivieren. Von den Makrophagen werden andererseits Faktoren zur Stimulation der Lymphozyten abgegeben. Bei dieser funktionellen Beeinflussung werden die notwendigen Informationen wahrscheinlich durch direkten Zellkontakt übertragen.

Abb. 55: Blick in die linke Choane vom Nasenrachen aus.
Septum rechts mit polsterartigen Auflagerungen und den gleichen Veränderungen, wie sie an der mittleren und unteren Nasenmuschel (links) zu sehen sind. Eine bläulich livide Verfärbung und maulbeerartige Veränderungen werden insbesondere an den hinteren Nasenmuschelenden beobachtet. Bei der chirurgischen Therapie ist zu beachten, daß die gesamte Nasenmuschel von der Erkrankung befallen ist, auch das vergrößerte hintere Ende die Nasenatmung beeinträchtigt und gegebenenfalls entfernt werden muß.

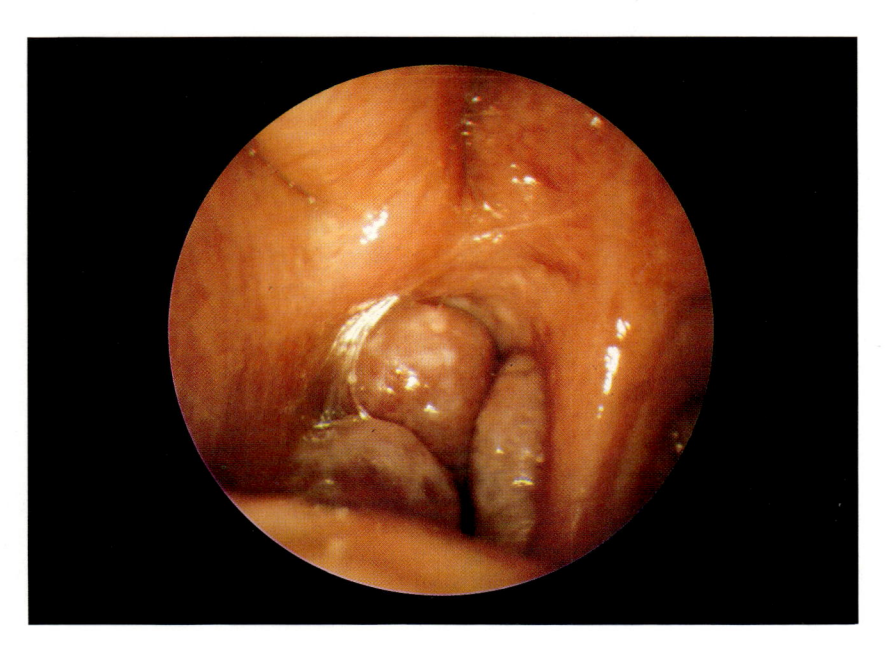

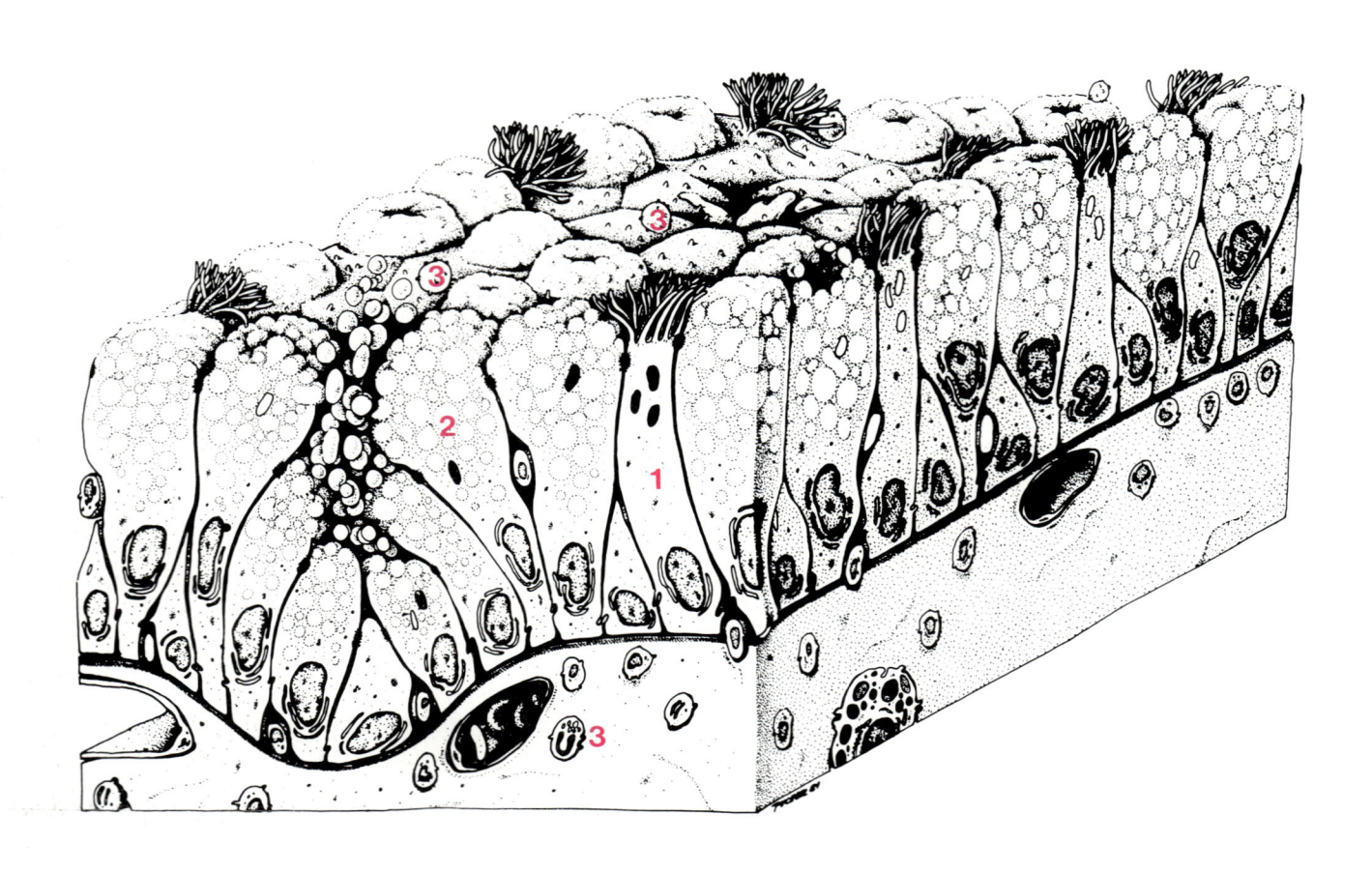

Abb. 56: Dreidimensionale Reproduktion: Veränderung des Oberflächenepithels bei chronischer Rhinitis und chronischer Sinusitis.

1: Zilienzellen, Anzahl stark reduziert
2: Becherzellen, Zahl vermehrt, alle Zellen im aktiven Zustand der Schleimproduktion und -abgabe
3: Im Stroma, zwischen den Epithelzellen und auf der Epitheloberfläche Entzündungszellen

Dexa-Rhinospray®
Dosier-Aerosol

bei allergischer Rhinitis – Heuallergie

Sinusitis bei chronischer Rhinitis

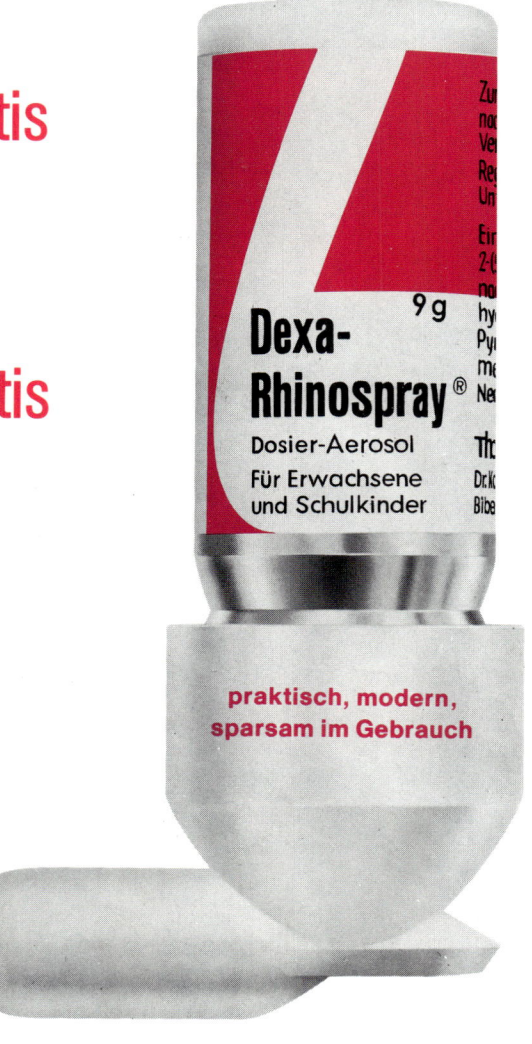

praktisch, modern, sparsam im Gebrauch

wirkt: schleimhautabschwellend, entzündungshemmend und antiallergisch.
Fehlende reaktive Hyperämie führt zu deutlicher Verlängerung des Therapieeffektes.
Neben guter Verträglichkeit verhindert Dexa-Rhinospray gleichzeitig bakterielle Sekundärinfektionen.

Zusammensetzung: 1 Einzeldosis enthält: Tramazolinhydrochlorid 1 H_2O 0,1286 mg entsprechend 0,12 mg Tramazolinhydrochlorid, Neomycinsulfat 0,10 mg, Dexamethason-21-isonicotinat 0,02 mg. **Anwendungsgebiete:** Heuschnupfen und andere allergisch bedingte Rhinitiden, chronische Schnupfenformen, besonders mit Beteiligung der Nasennebenhöhlen, Barotrauma (= Schmerz im Bereich des Mittelohres und der Nasennebenhöhlen bei Luftdruckveränderungen). Akute und chronische Gehörgangsentzündungen.
Gegenanzeigen: Das Präparat soll nicht angewendet werden bei Lungentuberkulose und Mykosen im Anwendungsbereich jeweils ohne kausale Zusatzbehandlung, Neomycin-Allergie, Rhinitis sicca. Mögliche systemische Wirkung und Nebenwirkungen beachten.
Besondere Hinweise: Dexa-Rhinospray ist nur für Erwachsene und Schulkinder bestimmt. Der Sprühkopf kann bei Bedarf (z. B. Verstopfung) abgezogen und mit heißem Wasser gereinigt werden. Achtung! Dexa-Rhinospray nicht in die Augen sprühen. Behälter steht unter Druck, vor Sonnenbestrahlung und Erwärmung über 50° C schützen.
Darreichungsform und Packungsgrößen: Originalpackung mit 6,4 ml = 9 g DM 15,70. Klinikpackung. – Preisänderung vorbehalten.

Dr. Karl Thomae GmbH, Biberach an der Riss

Thomae

66

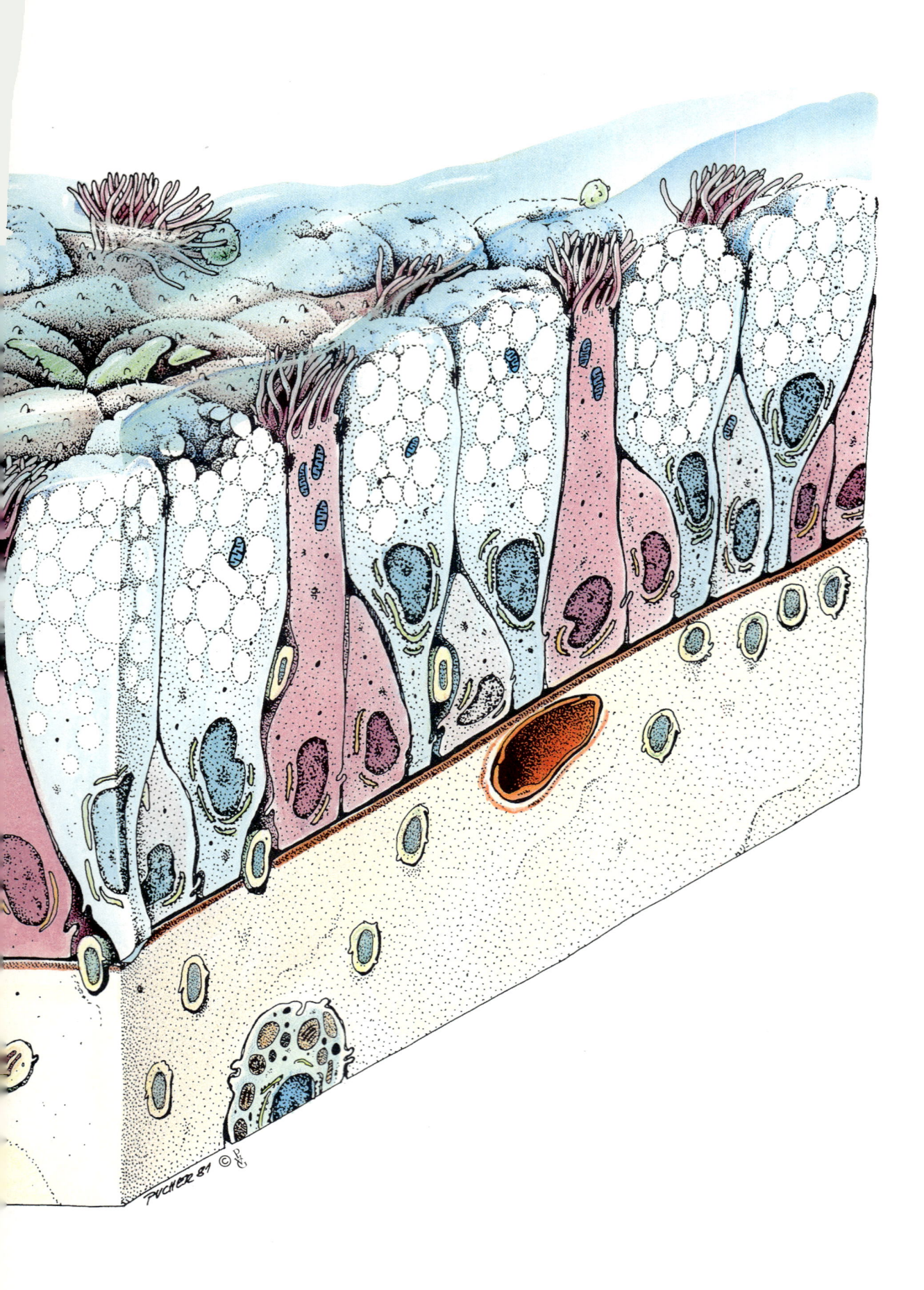

65

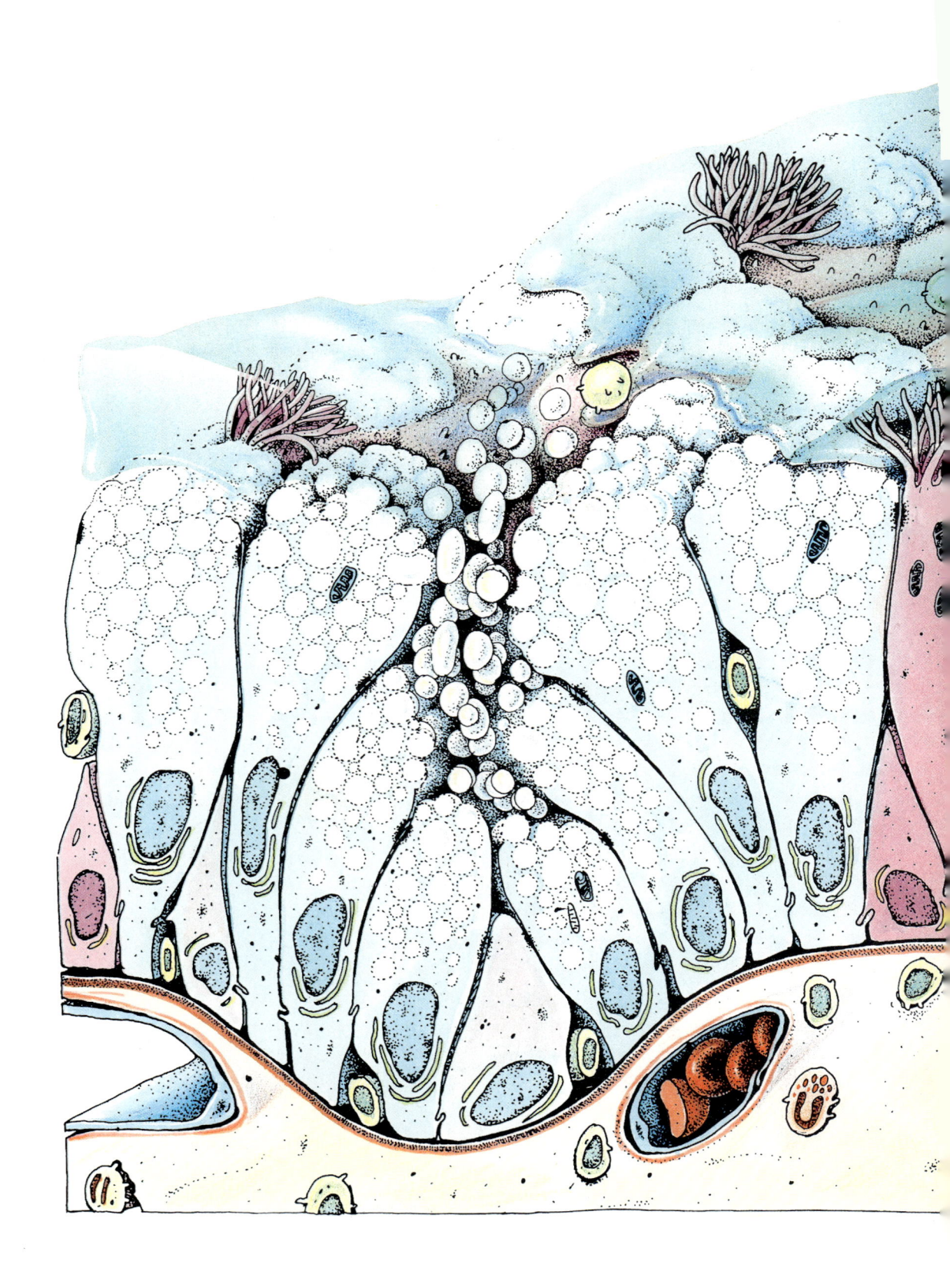

3.5.1. Morphologie der chronischen Rhinitis

Die morphologischen Veränderungen bei der chronischen Rhinitis sind außerordentlich variabel. Dafür spricht die Tatsache, daß die entzündlichen Reaktionen lokal begrenzt ablaufen können und die immunologischen Abwehrmechanismen in umschriebenen Arealen der Schleimhäute aufgebaut werden. Nach dem morphologischen Bild sind hyperplastische, polypöse, fibrinöse, follikuläre und papillare Formen zu unterscheiden, wobei diese Begriffe im Einzelfall die das morphologische Bild besonders prägenden Faktoren herausstellen. Die Reaktion läuft nach einem gemeinsamen Grundschema ab und betrifft alle Bestandteile der Schleimhaut.

3.5.1.1. Epithel

Graduell wechselnde Veränderungen treten am Oberflächenepithel auf. Sie reichen von einer umschriebenen Vermehrung an Becherzellen und einer herdförmig ausgebildeten Basalzellhyperplasie bis zur Plattenepithelmetaplasie. Die Veränderungen zeigen sich in den Zilienzellen des Oberflächenepithels durch einen fortschreitenden Zilienverlust. Die verbleibenden Zilien sind verkürzt und plump. Sie können gelegentlich Auftreibungen der Außenmembran aufweisen. Mehrfachbildungen von Zilien kommen häufiger vor. Der Zilienverlust kann breite Areale der Schleimhaut betreffen. Die Oberflächenstruktur der einzelnen Epithelzellen ist durch das in der Regel erhalten gebliebene Mikrovillimuster geprägt.

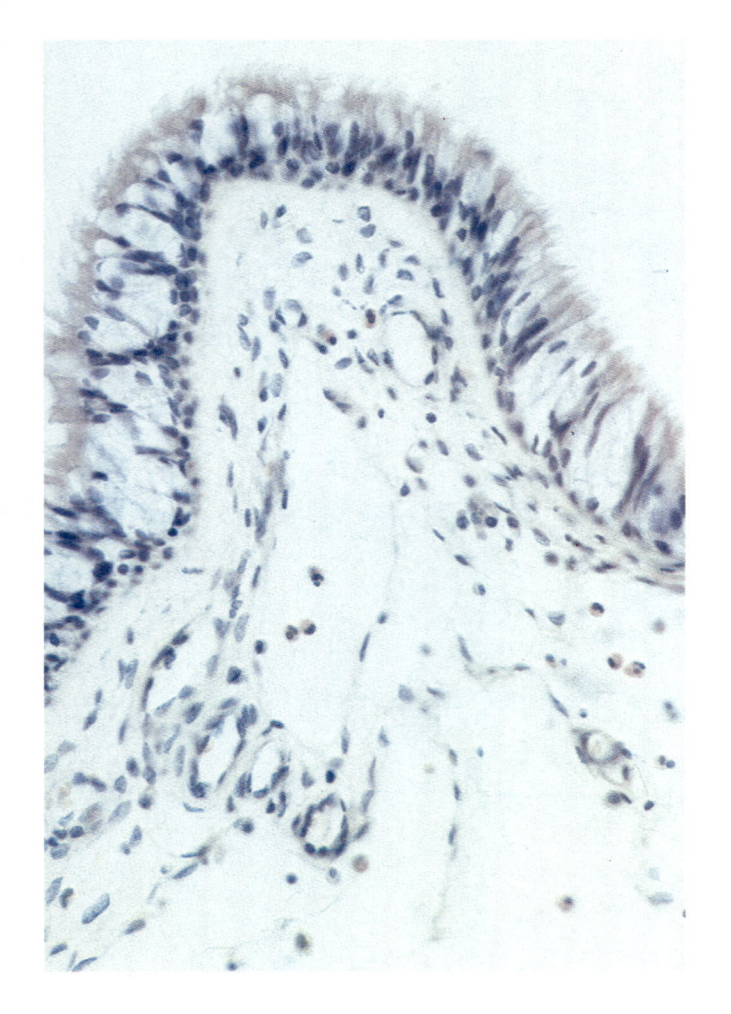

Abb. 57: Chronische Rhinitis.
Im Oberflächenepithel ausgeprägte Becherzellvermehrung. Im Stroma Infiltrate aus Lymphozyten, Plasmazellen und einzelnen neutrophilen Granulozyten.

Lichtmikroskopische Aufnahme
Färbung: Hämatoxylin-Eosin
Vergr.: 520 x

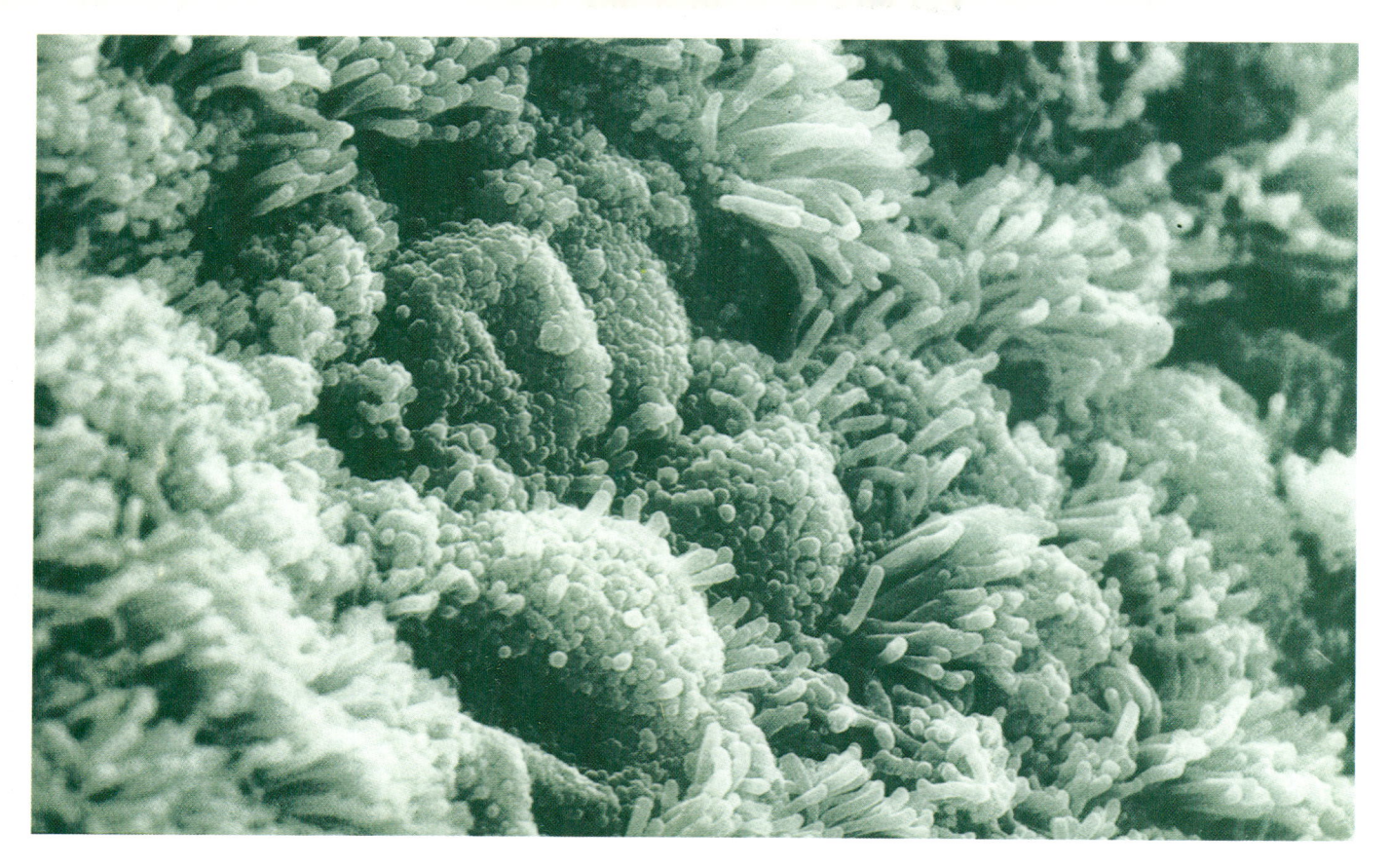

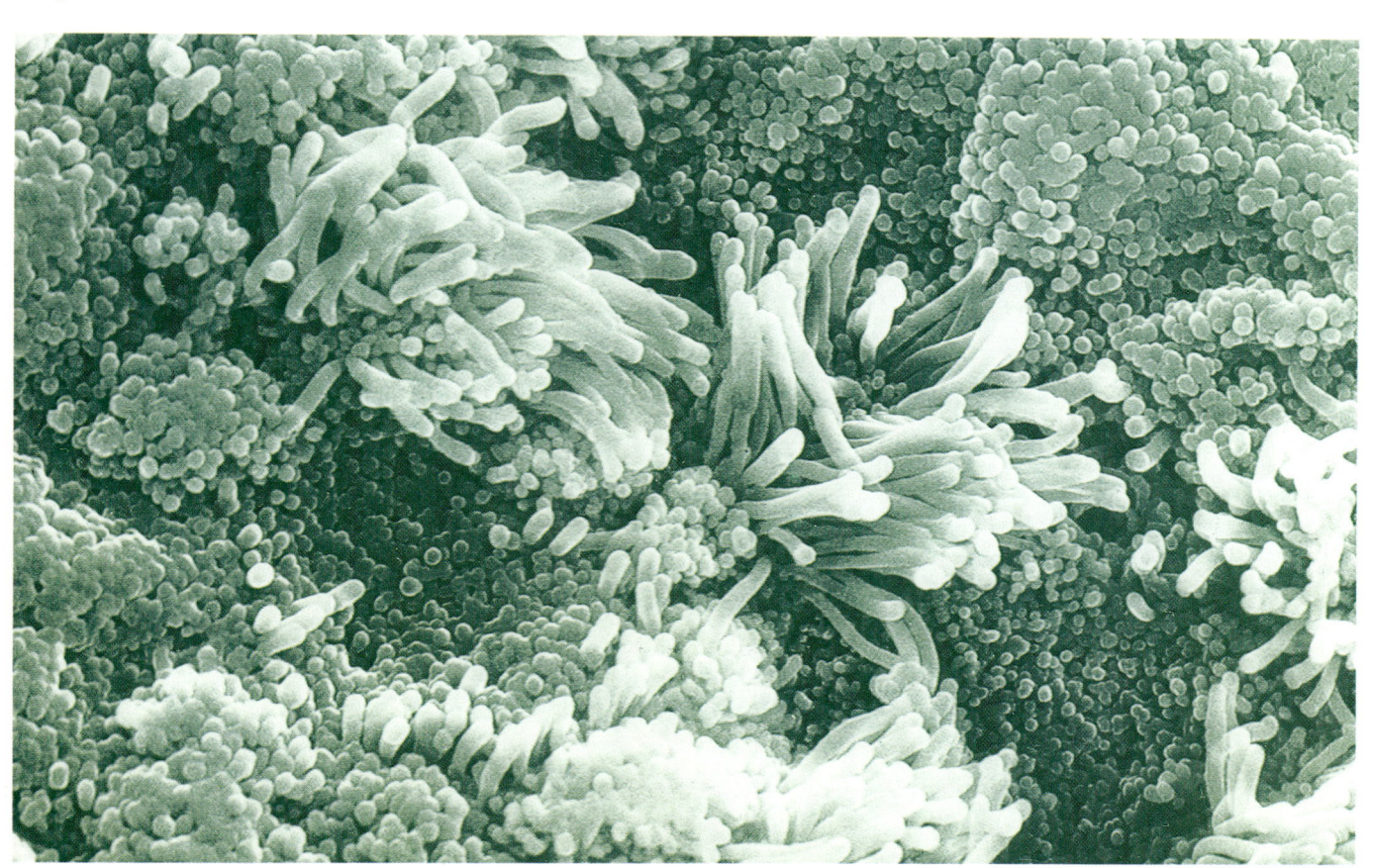

Abb. 58: Zilienverlust des Oberflächenepithels bei chronischer Rhinitis.
Auf der Oberfläche der Zellen büschelförmig angeordnete, verkürzte plumpe Zilien.

Rasterelektronenmikroskopische Aufnahme
Vergr.: 1 880 x

Abb. 59: Chronische Rhinitis.
Ausgeprägte Becherzellvermehrung im Oberflächenepithel. Nur noch einzelne büschelförmige Zilienreste auf der Epitheloberfläche.

Rasterelektronenmikroskopische Aufnahme
Vergr.: 2 800 x

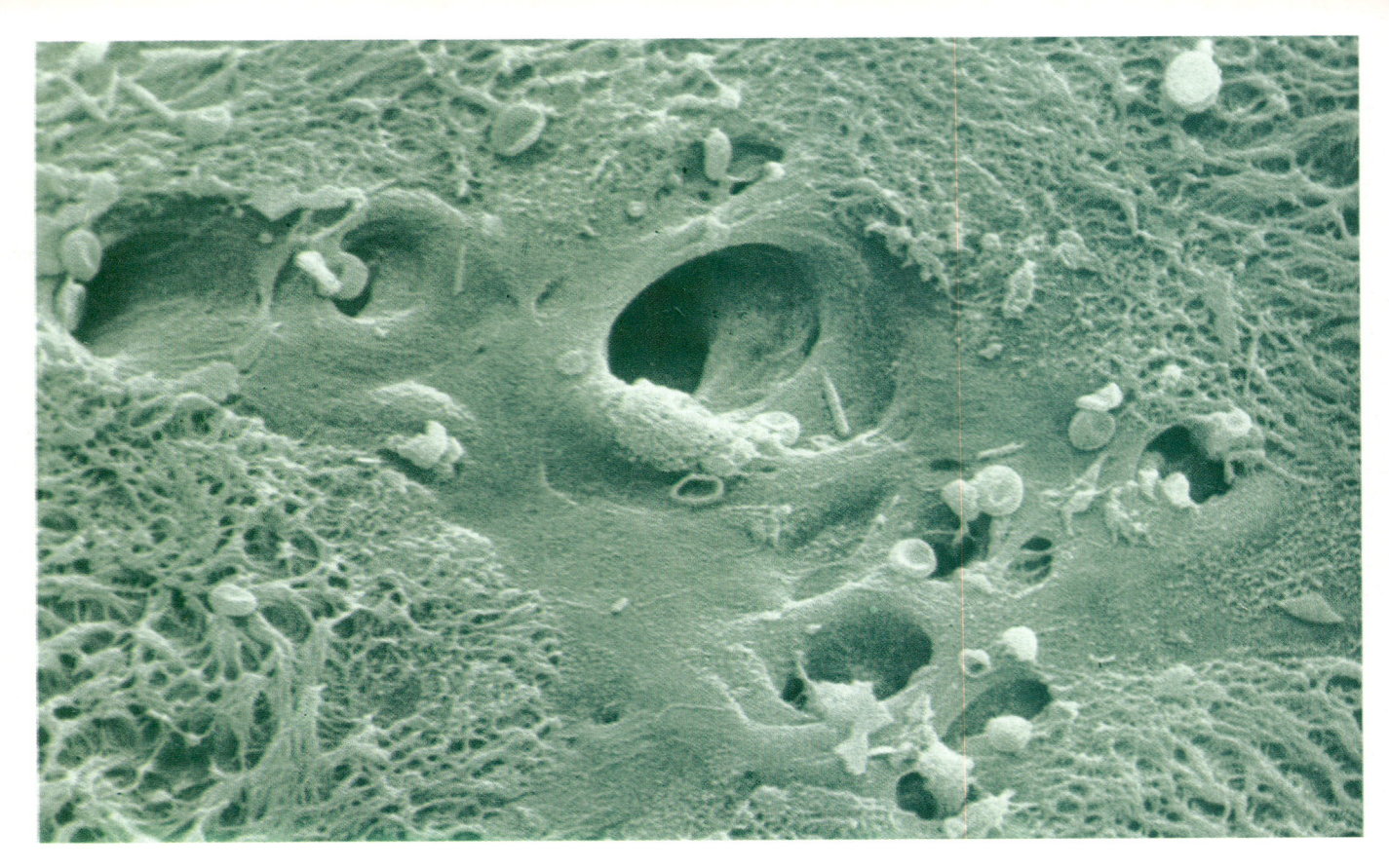

Abb. 60: Zilienfreie Areale des Oberflächenepithels bei chronischer Rhinitis.
Der Epitheloberfläche unmittelbar anliegend einzelne Bakterien und Erythrozyten aus kleinen Schleimhautblutungen. Vereinzelt Ausführungsgänge nasaler Drüsen.

Rasterelektronenmikroskopische Aufnahme
Vergr.: 850 x

Abb. 61: Plattenepithelmetaplasie bei chronischer Rhinitis.
Körnige Oberfläche der Epithelzellen. Leicht aufgeworfene Zellgrenzen.

Rasterelektronenmikroskopische Aufnahme
Vergr.: 920 x

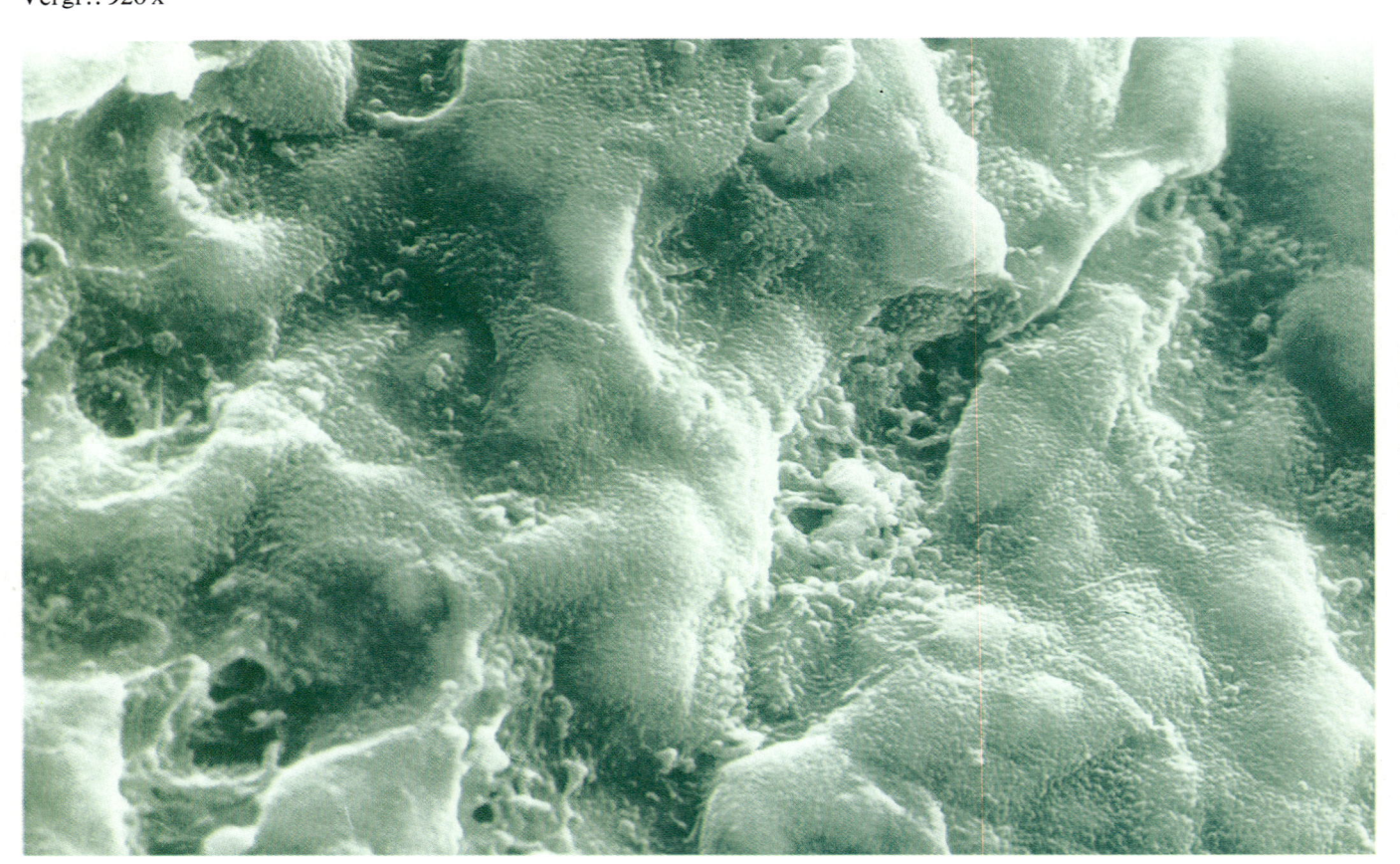

3.5.1.2. Becherzellen

Die Vermehrung an Becherzellen ist besonders im rasterelektronenmikroskopischen Bild darstellbar. Die einzelnen Zellen zeigen unterschiedlich hohe apikale Zellausstülpungen. Im Bereich dieser Auftreibungen sind die einzelnen Sekrettropfen in unterschiedlichem Durchmesser abzugrenzen. In weiten Arealen können nur einzelne Zilienzellen erhalten bleiben. Es entstehen weite, abgeflachte Epithelareale. Zilien sind dann nur noch in Ausführungsgängen der Drüsen erhalten. Die leicht erhabenen Zellgrenzen markieren die Gliederung des Epithels auf der Oberfläche. Diese Epithelveränderung geht in die Plattenepithelmetaplasie über. In den Epithelzellen sind dann Charakteristika von Plattenepithelzellen zu ermitteln. Es treten im Zytoplasma der Zellen auch in den oberflächlichen Epithelschichten typische Tonofibrillen auf. Die Epithelzellen strecken sich zu Stachelzellen und zeigen gelegentlich Verhornungen. Durch Lösung der Zellverbindungen können die oberflächlichen Epithelzellen aus dem Epithelverband abschilfern.

Abb. 62: Fortgeschrittene Plattenepithelmetaplasie bei chronischer Rhinitis.
Rand einer abschilfernden Zelle (↑). Auf der Zelloberfläche ein feines leistenartiges Muster.

Rasterelektronenmikroskopische Aufnahme
Vergr.: 1 880 x

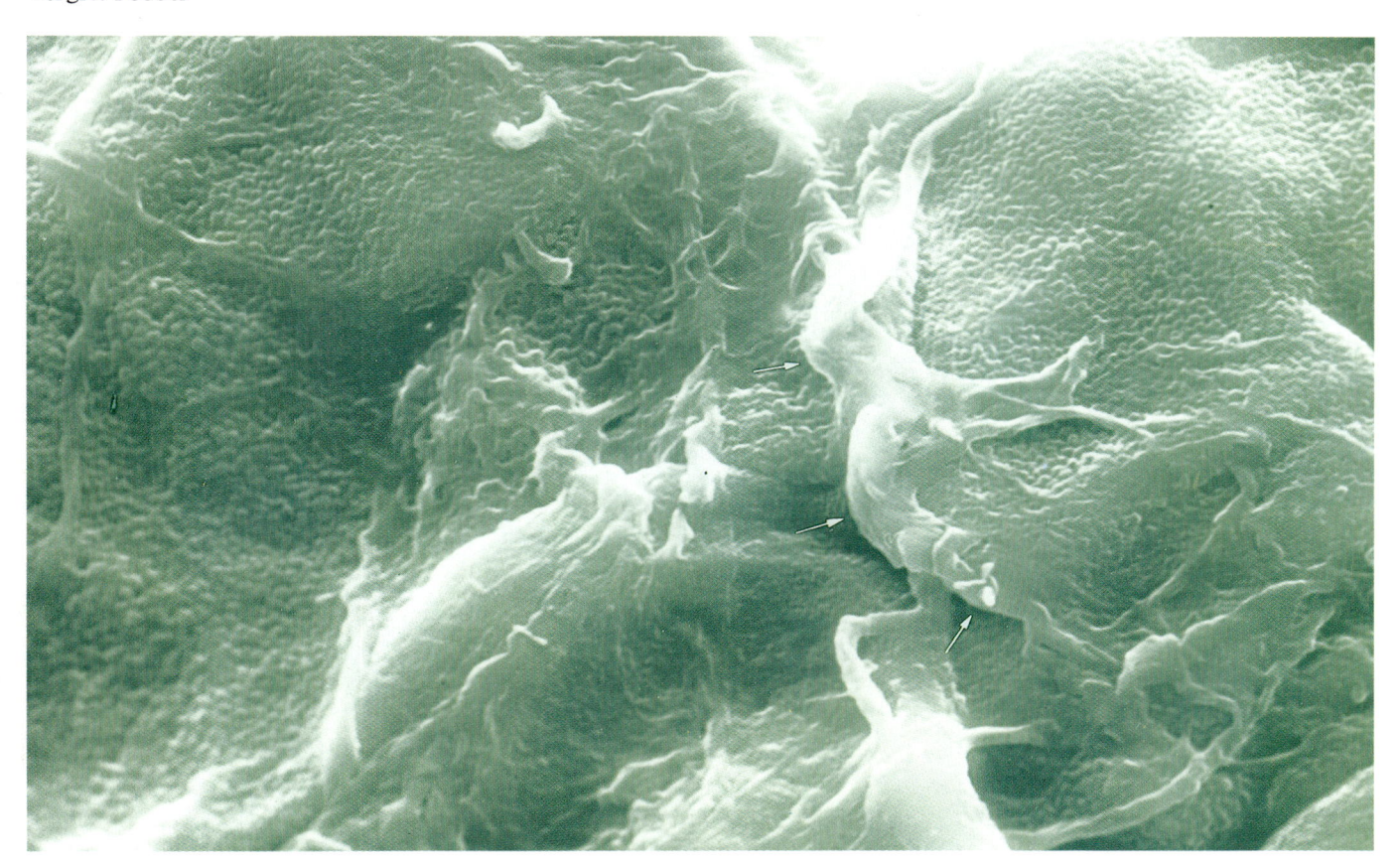

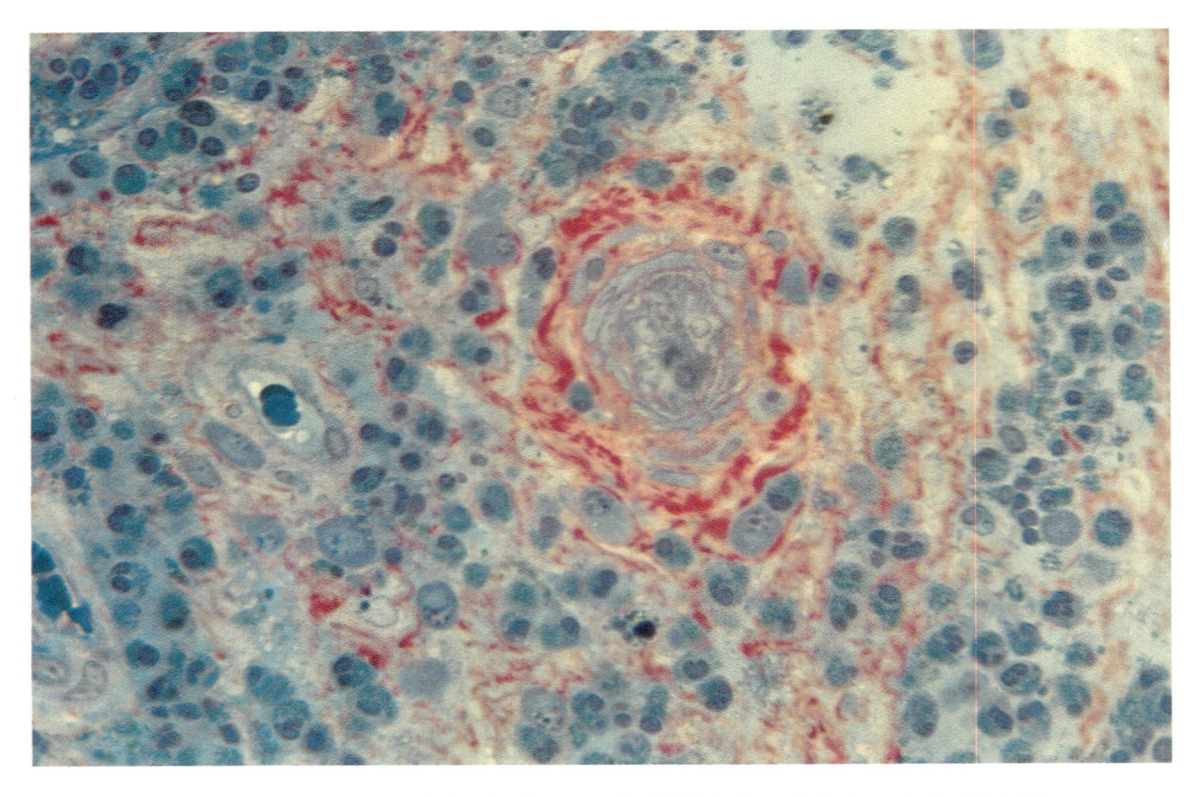

Abb. 63: Zellulär entzündliche Reaktion im Stroma der Schleimhaut bei chronischer Rhinitis. Unterschiedlich dichte Infiltrate aus Lymphozyten, Plasmazellen und Makrophagen. Perivaskulär konzentrisch angeordnete Kollagenfaserzüge.

Lichtmikroskopische Aufnahme Vergr.: 820 x
Färbung: Basisches Fuchsin und Methylenblau

Abb. 64: Plasmazellreiches, entzündliches Infiltrat bei chronischer Rhinitis.
In den Plasmazellen unterschiedlich weite Zisternen des rauhen endoplasmatischen Retikulums als Ausdruck einer Plasmazellaktivierung.

Transmissionselektronenmikroskopische Aufnahme Vergr.: 8000 x

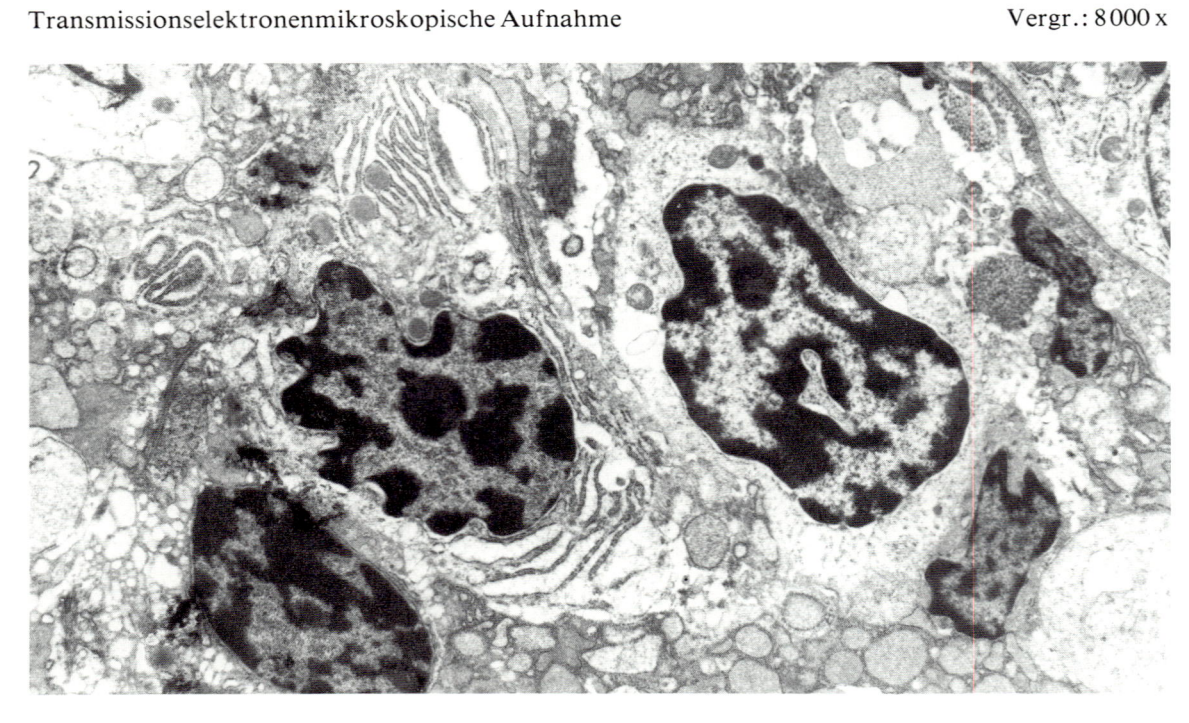

3.5.1.3. Tunica propria

Die Reaktion in der Tunica propria wird durch eine mehr oder minder ausgeprägte ödematöse Schwellung und Auflockerung des bindegewebigen Stromas und durch zelluläre Infiltrate bestimmt. Die für die ödematöse Durchtränkung des Bindegewebes verantwortlichen Änderungen der Gefäßpermeabilität dokumentieren sich morphologisch ähnlich wie bei der akuten Rhinitis.

Die zellulären Infiltrate liegen überwiegend perivaskulär. Sie bestehen aus Lymphozyten, Plasmazellen, Makrophagen und einer wechselnden Zahl eosinophiler Granulozyten. Der Anteil der Plasmazellen ist in der Zusammensetzung des Infiltrates relativ hoch. Die unterschiedlich ausgeprägte Erweiterung des endoplasmatischen Retikulums im Zytoplasma dieser Zellen läßt auf eine hohe metabolische Aktivität schließen.

Mastzellen erscheinen vermehrt. Sie liegen unregelmäßig verteilt, in der Umgebung der Drüsen etwas dichter, und können das Oberflächenepithel durchwandern. Das morphologische Bild spricht für eine protrahierte ortsständige Immunreaktion, bei der in den Plasmazellen humorale Antikörper gebildet und über das Oberflächenepithel abgegeben werden.

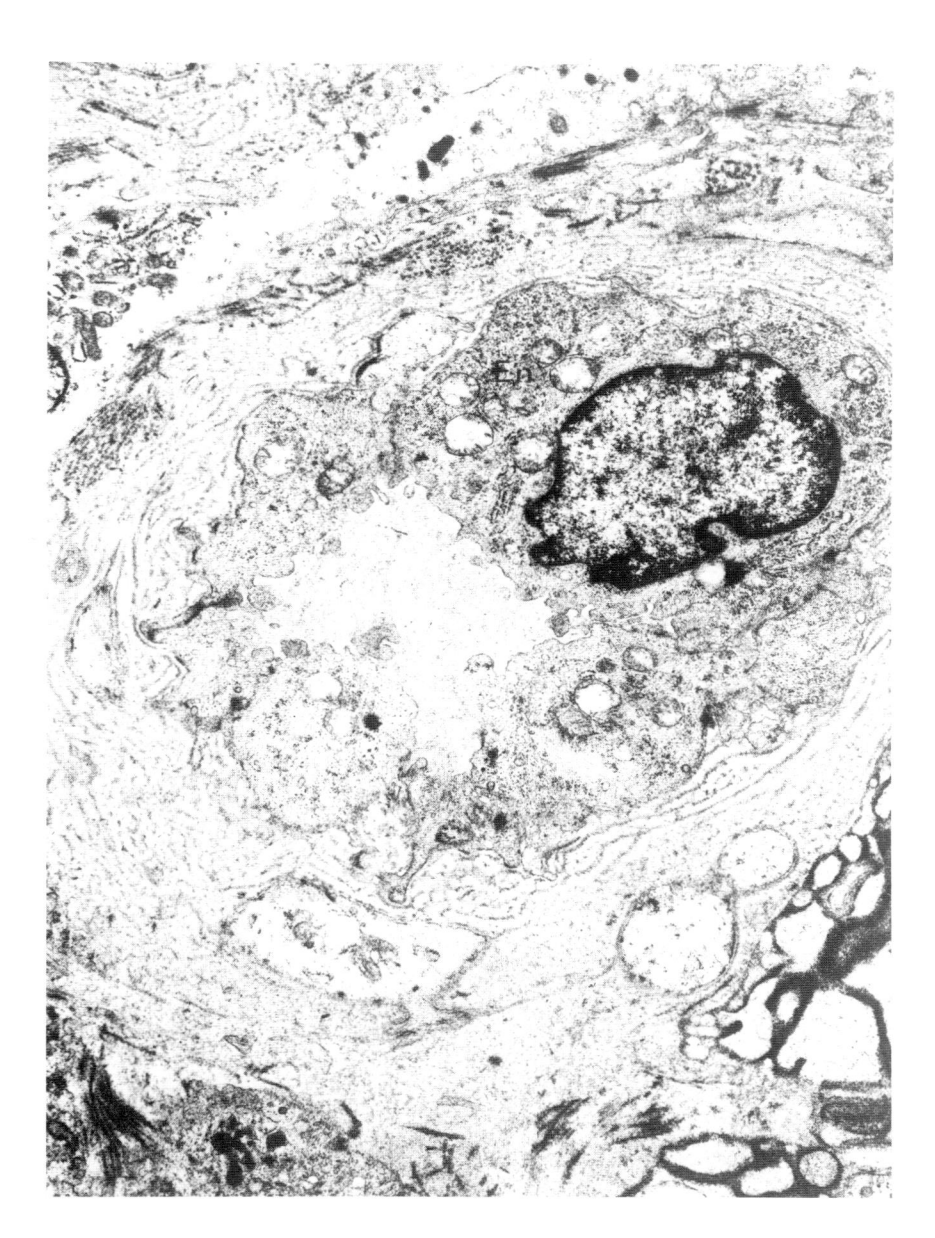

Abb. 65: Gefäßveränderungen bei chronischer Rhinitis.
Um die Kapillaren eine jahresringähnliche Vervielfachung der Basallamellen. Perivaskuläre Vermehrung kollagener Fasern.

Transmissionselektronenmikroskopische Aufnahme
Vergr.: 7 200 x

3.5.1.4. Reaktion an den Nasendrüsen

Die chronische Rhinitis ist durch eine Dyskrinie gekennzeichnet, die sich einmal in der Becherzellvermehrung und -aktivierung im Oberflächenepithel, zum anderen an den Nasendrüsen zeigt. Auch hier ist als Zeichen der Dyskrinie eine Zunahme der mukösen Drüsenanteile zu beobachten. Die serösen Drüsenabschnitte werden verdrängt. Die Gesamtzahl der Drüsen nimmt mit Dauer der Erkrankung zu.

In den serösen Anteilen der Drüsen entwickelt sich unter der protrahierten Aktivierung eine Erweiterung des granulären endoplasmatischen Retikulums. Es kann in den Zellen eine exzessive Zunahme an Mitochondrien auftreten. Sekretgranula sind in diesen aktivierten Drüsenzellen wahrscheinlich durch die rasche Ausscheidung nur selten nachzuweisen. An den mukösen Drüsenabschnitten zeigt sich die Aktivierung in einer Vergrößerung der intrazytoplasmatischen Sekrettropfen. Die übersteigerte Sekretproduktion kann mit Zellnekrosen einhergehen. Das hochviskose Sekret bleibt zum Teil in den Lumina der Azini und in den Ausführungsgängen der Drüsen stehen und kann hier zu einer zystischen Erweiterung des Gangsystems führen. Die erhöhte Viskosität zeigt sich außerdem in einer schlierigen Verdichtung des Sekretes. Unterschiedlich große Zytoplasmafragmente können dem Sekret beigemischt sein.

Abb. 66: Dyskrinie bei chronischer Rhinitis.
Zunahme der mukösen Epithelzellen in den nasalen Drüsen. In den Azini dicht gelagerte, hochaktive muköse Epithelzellen mit basalständigen Zellkernen.

Lichtmikroskopische Aufnahme
Färbung: Basisches Fuchsin und Methylenblau
Vergr.: 820 x

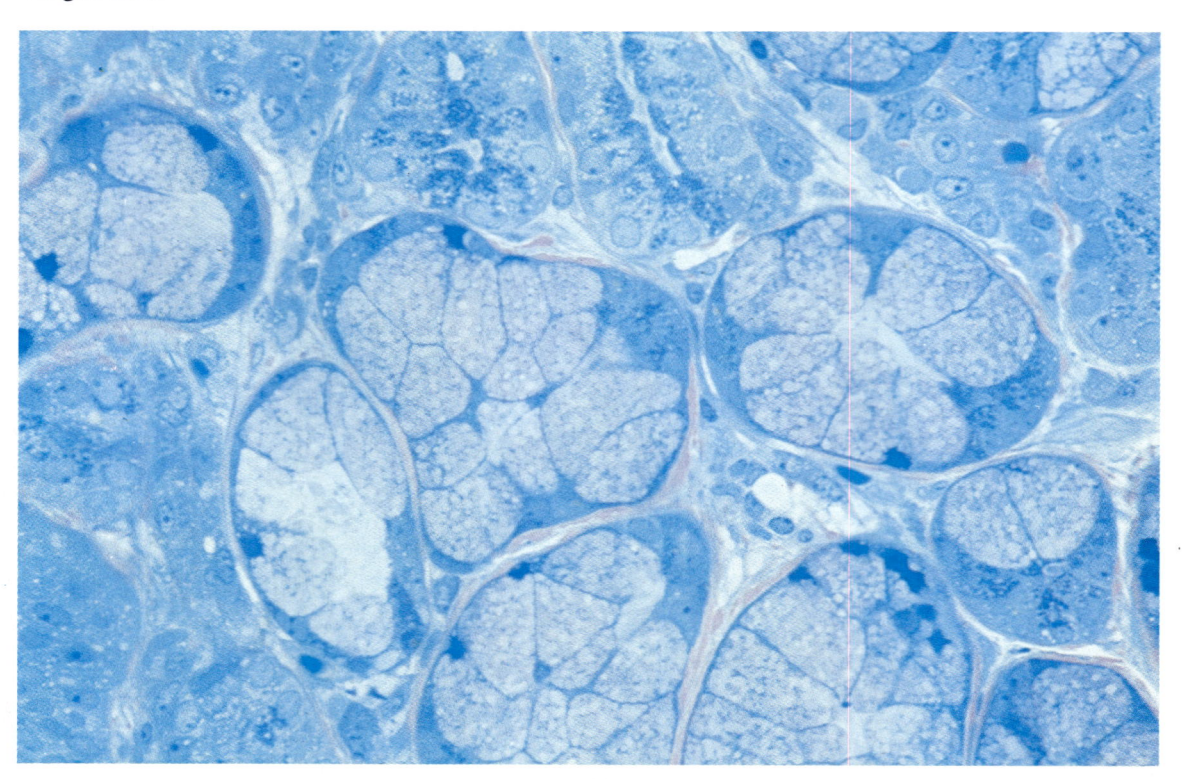

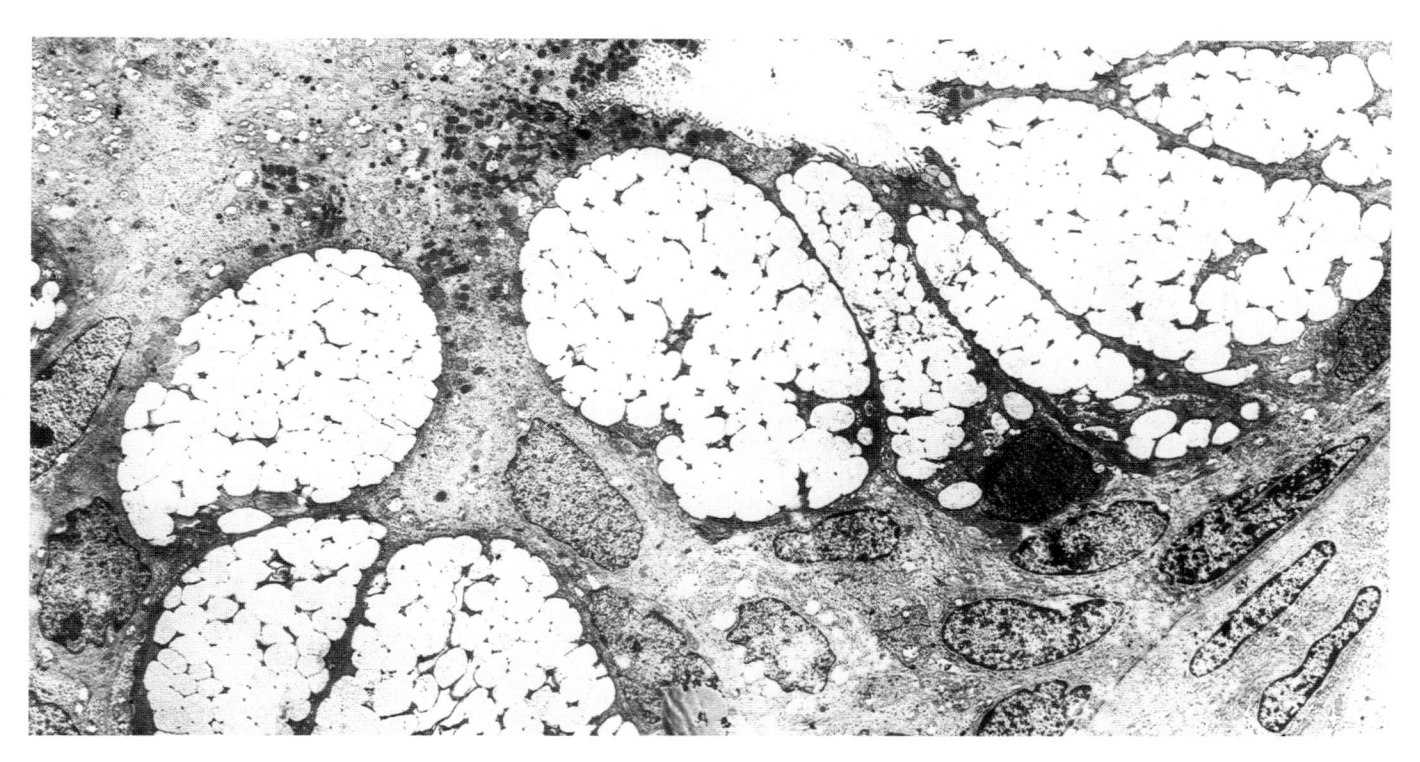

Abb. 67: Dicht angeordnete muköse Epithelzellen einer nasalen Drüse bei chronischer Rhinitis.
Die hochaktiven Zellen enthalten dicht gelagerte, durch schmale Zytoplasmaanteile getrennte große Sekrettropfen.
Konfluenz der Sekrettropfen in den apikalen Zellanteilen.

Transmissionselektronenmikroskopische Aufnahme
Vergr.: 2 700 x

Abb. 68: Schleimproduktion der mukösen Epithelzellen einer nasalen Drüse mit Epithelnekrose.
Im Sekret Zytoplasmafragmente nekrotischer Epithelzellen (↑).

Transmissionselektronenmikroskopische Aufnahme
Vergr.: 8 800 x

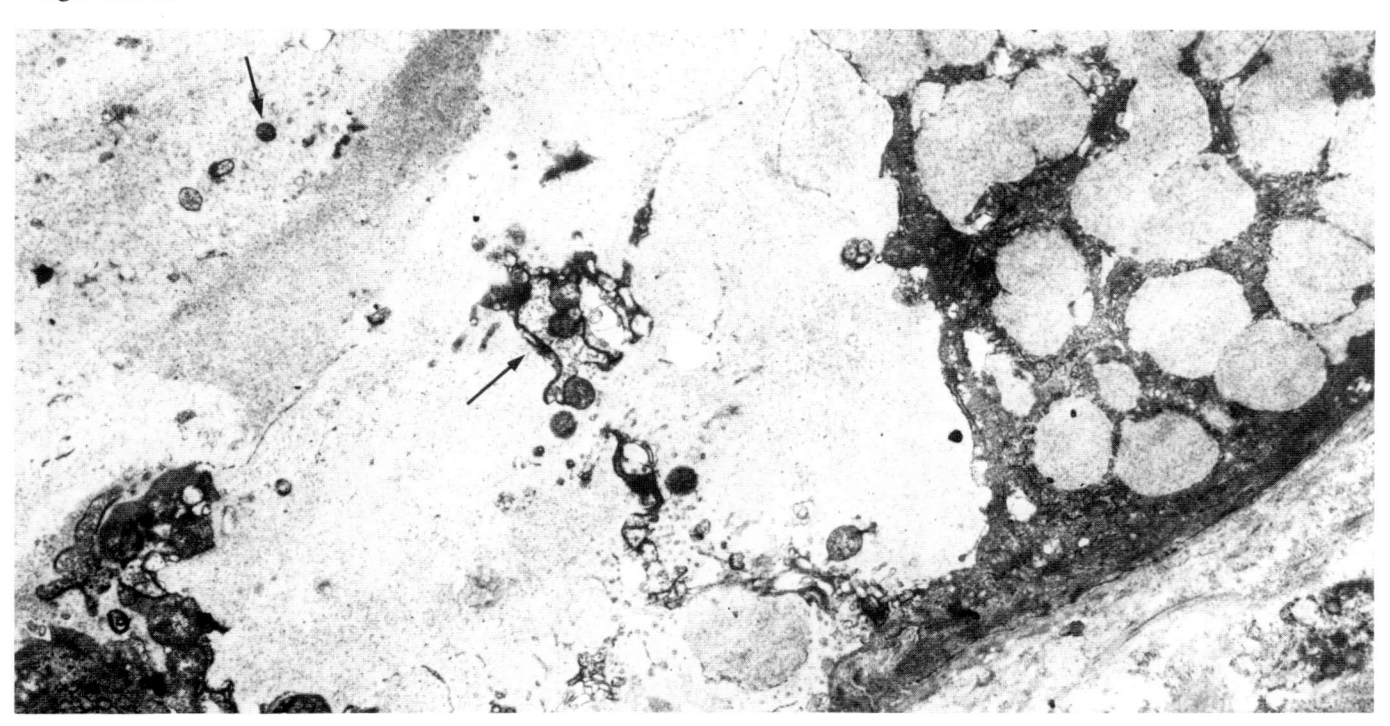

3.5.2. Therapie der chronischen Rhinitis

Die Rhinitis chronica simplex versucht man durch Ausschaltung exogener Noxen zu behandeln. Allgemeine Maßnahmen wie Schleimhautpflege mit Salzwasserspülungen der Nase oder Vitamin A-haltigen Nasentropfen können die Beschwerden mildern. Überwiegt die Hyperplasie der Schleimhaut mit Verlegung der Nase und wird der Patient durch die Erkrankung stark belästigt, ist eine chirurgische Therapie indiziert. Zur Verkleinerung der Nasenmuscheln kommt die submuköse Elektrokoagulation, die Muschelkappung oder die submuköse Resektion von Anteilen der knöchernen Conchae in Frage. Begleitende Nasennebenhöhlenentzündungen können die Prozesse unterhalten und müssen mitbehandelt werden. Häufig haben die Patienten über lange Zeit abschwellende Nasentropfen angewandt, so daß die medikamentöse Rhinopathie das ursprüngliche Krankheitsbild überlagert. Abschwellend wirkende Nasentropfen sind in diesen Fällen kontraindiziert.

Die chronisch-atrophische Rhinopathie wird mit Salzwasserspülungen der Nase oder mit Vitamin A-haltigen Ölen behandelt. Operationen, die das Lumen einengen, wurden in vielen Modifikationen beschrieben. Diese Maßnahmen sollten jedoch zurückhaltend eingesetzt werden, da jeder operative Eingriff die Blutzufuhr zur kranken Schleimhaut weiter einschränkt. Bei hochviskösem Sekret sind lokal oder oral anzuwendende Sekretolytika wie z.B. Ambroxol oder Bromhexin indiziert.

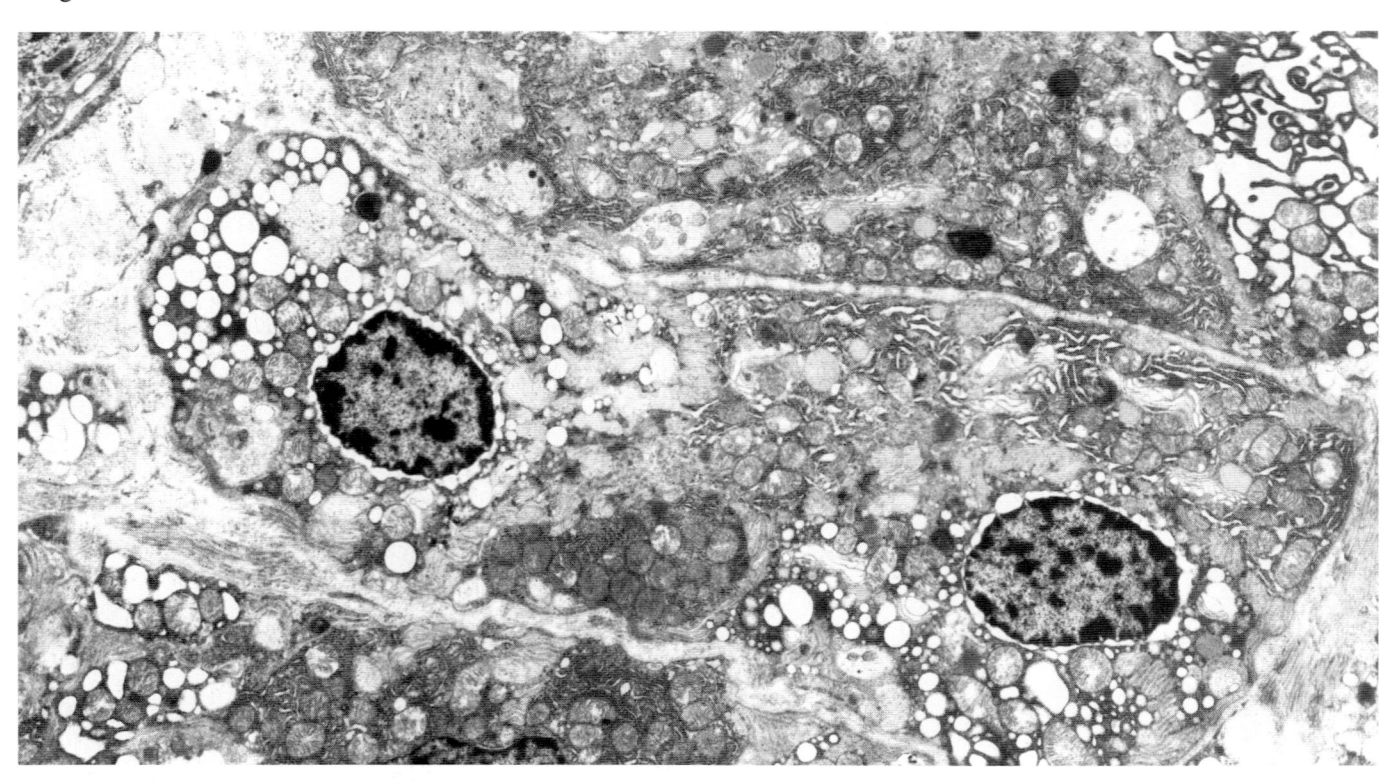

Abb. 69: Aktivierte Epithelzellen in den nasalen Drüsen bei chronischer Rhinitis.
Im Zytoplasma ausgeprägtes, teils vesikuläres, teils lamelläres endoplasmatisches Retikulum.

Transmissionselektronenmikroskopische Aufnahme
Vergr.: 7 200 x

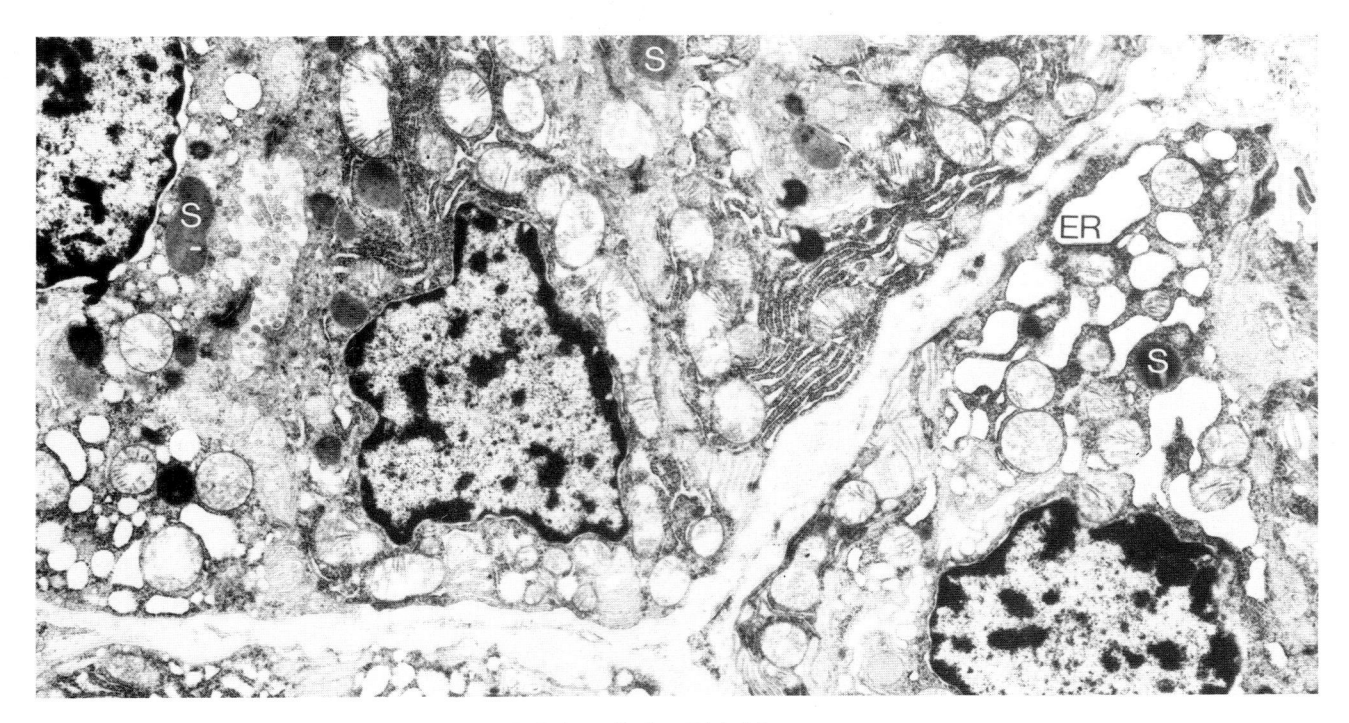

Abb. 70: Epithelzellen der nasalen Drüsen bei chronischer Rhinitis.
Als Ausdruck einer hohen metabolischen Aktivität ausgeprägtes endoplasmatisches Retikulum (ER) mit unterschiedlich weiten Zisternen. Im Zytoplasma nur einzelne Prosekretgranula (S).

Transmissionselektronenmikroskopische Aufnahme
Vergr.: 10 000 x

Abb. 71: Exzessive Mitochondrienvermehrung (M) in der Epithelzelle einer nasalen Drüse bei chronischer Rhinitis.
Einbuchtung des Zellkerns durch Mitochondrien = onkozytäre Umwandlung der Epithelzellen. Zwischen den Mitochondrien wenig rauhes endoplasmatisches Retikulum.

Transmissionselektronenmikroskopische Aufnahme
Vergr.: 32 000 x

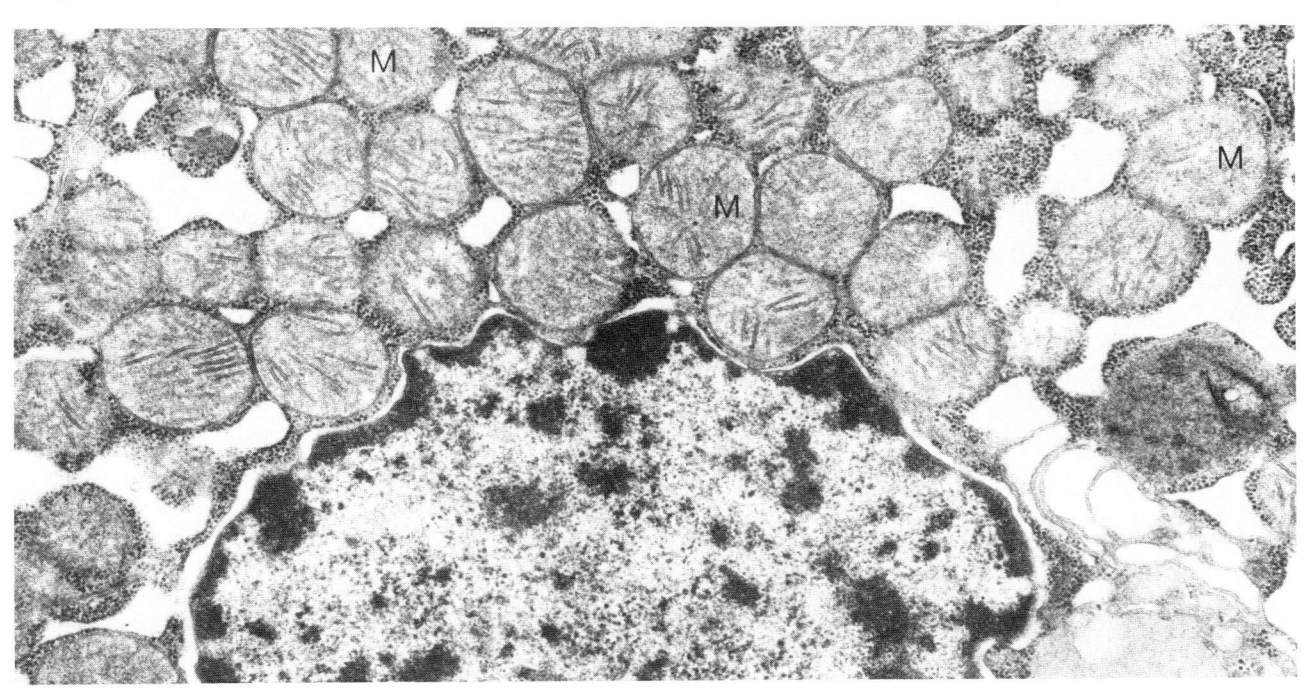

3.6. Infektallergische Rhinitis

Das Krankheitsbild der infektallergischen Rhinitis ist nur schwer faßbar. Eine Abgrenzung als eigenständiges Krankheitsbild ist außerdem umstritten, zumal es sich mit anderen Erkrankungen, z.B. mit der allergischen Rhinitis und der vasomotorischen Rhinopathie, durch Sekundärinfektionen überlagern kann. Es lassen sich in typischen Fällen bei Allergietestungen mit bakteriellen Allergenen Sofort- und auch Spätreaktionen nachweisen. Nach FERSTEN zeichnen sich die Infektallergien im Gegensatz zur Atopie durch häufigere Polypenbildungen und häufigere begleitende Sinusitiden aus. Allergische Manifestationen außerhalb des Respirationstraktes sind selten. Patienten über 40 Jahren erkranken bevorzugt. Eine Bluteosinophilie ist selten nachzuweisen.

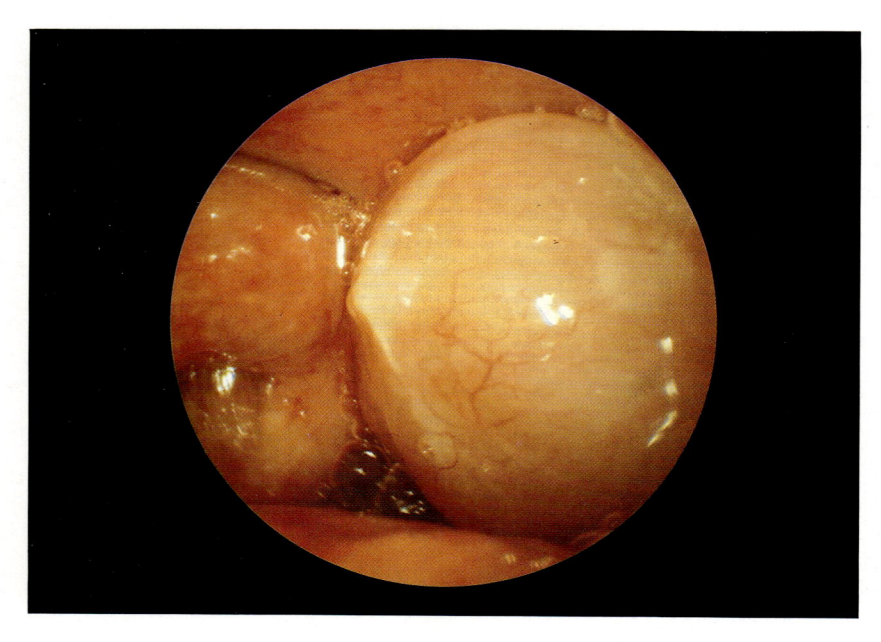

Abb. 72: Blick in die Choanen vom Nasenrachen aus.
Choanalpolyp rechts, links Tubenwulst mit Tubeneingang, basal Hinterseite des Gaumensegels. Die Polypen gehen in der Regel von den Nasennebenhöhlen aus. In seltenen Fällen können sie auch an den Nasenmuscheln entstehen.

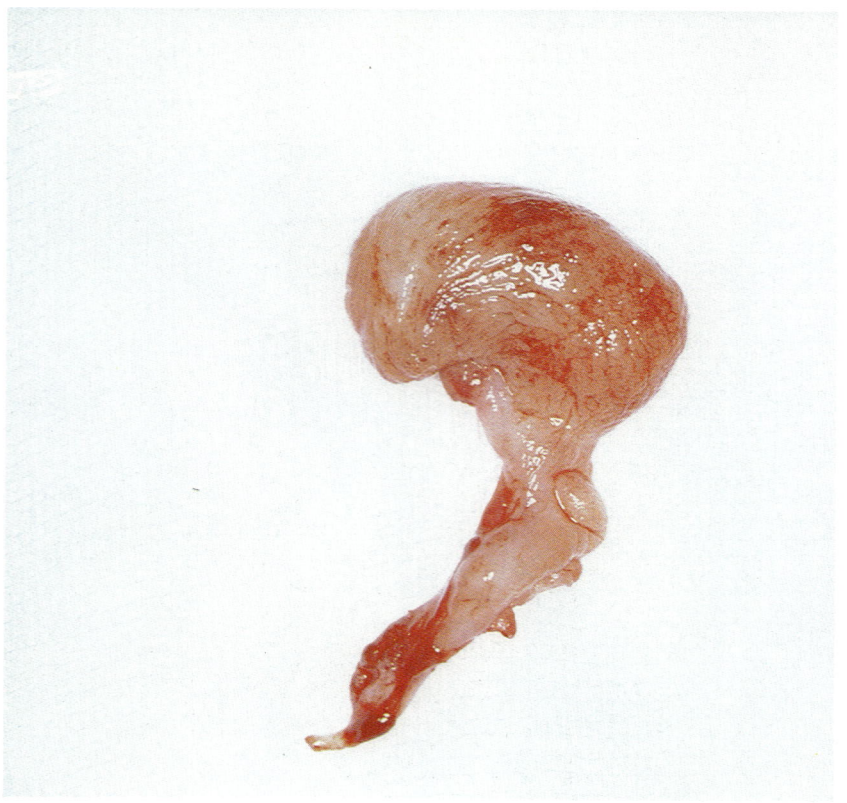

Abb. 73: Polyp aus Abbildung 72 nach chirurgischer Entfernung.

3.7. Polyposis nasi

Die Diagnose "Polyposis nasi" läßt sich in der Regel nach Abschwellen der Nase durch Inspektion der Nasenhöhle ohne Schwierigkeiten stellen. Nach MYGEID unterteilt man die Polyposis nasi in:

- eine Polyposis mit neutrophilen leukozytären Infiltraten und
- eine Polyposis mit eosinophilen leukozytären Infiltraten.

Abb. 74: Nasennebenhöhlensystem im okzipitomentalen Strahlengang.
In der rechten Choane stellt sich ein kastaniengroßer, von der rechten Choane ausgehender Polyp dar. Er projiziert sich in die geöffnete Mundhöhle.

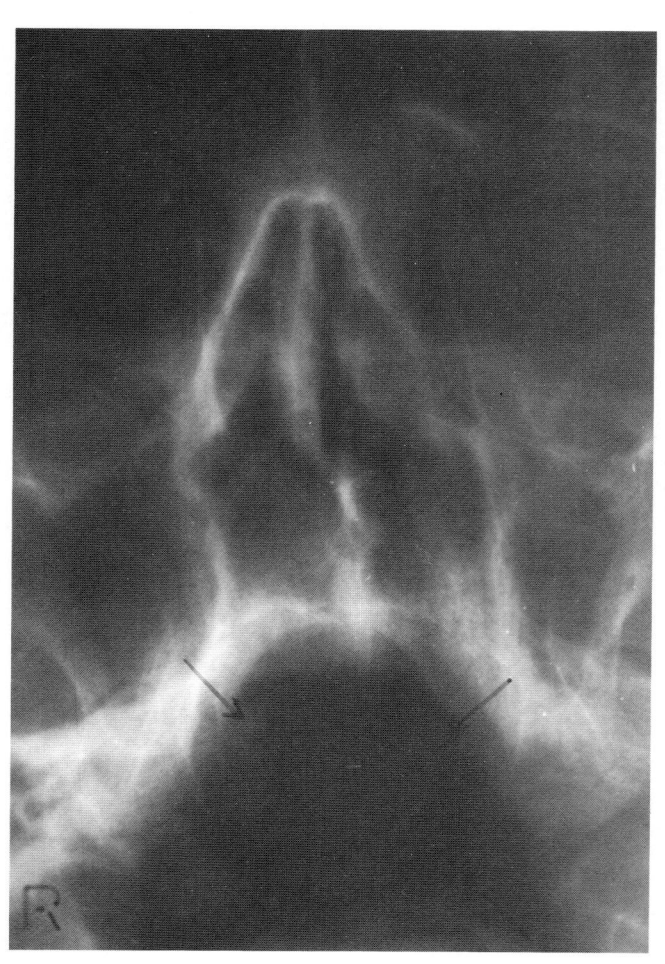

Abb. 75: Nasennebenhöhlensystem im okzipitomentalen Strahlengang.
Baso-medialer Polyp in der linken Kieferhöhle von knapp Olivengröße.

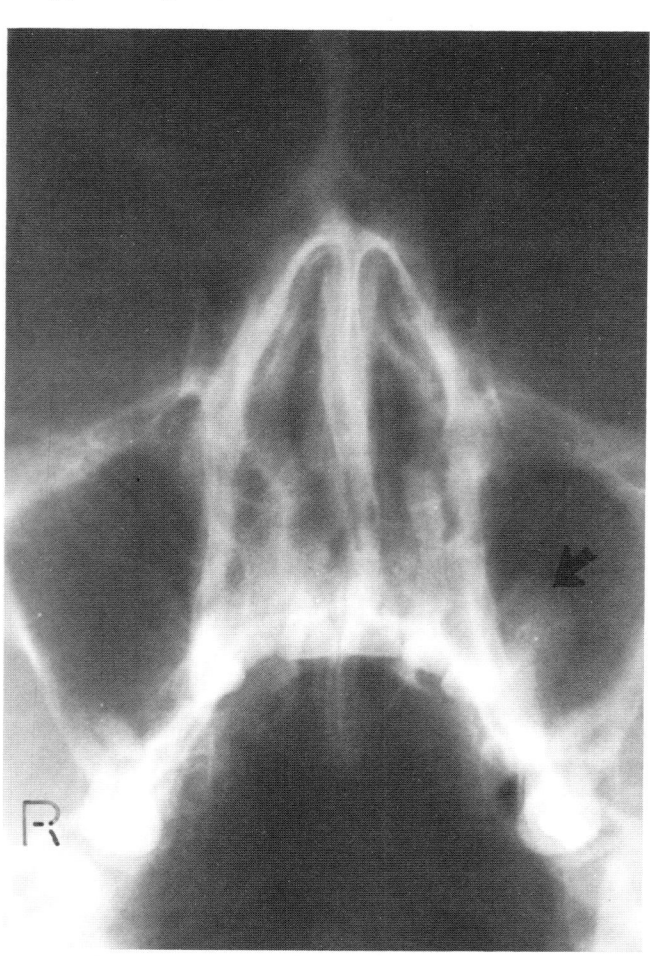

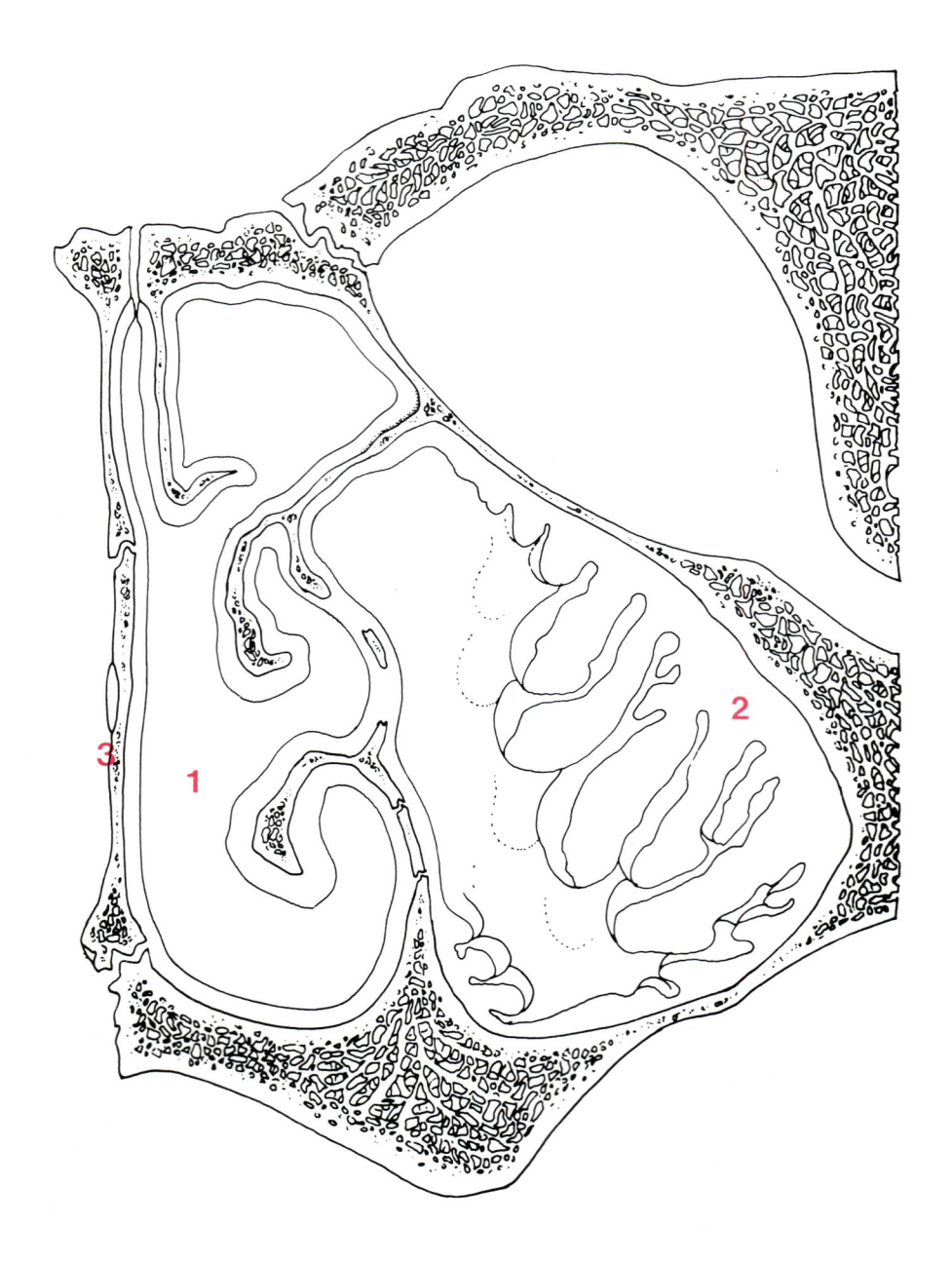

Abb. 76: Polyposis der Kieferhöhle.

1: Nasenhöhle mit Schnitt durch die Nasenmuschel
2: Multiple Polypen der Kieferhöhlenschleimhaut, die das Lumen hochgradig einengen
3: Schnitt durch das Nasenseptum

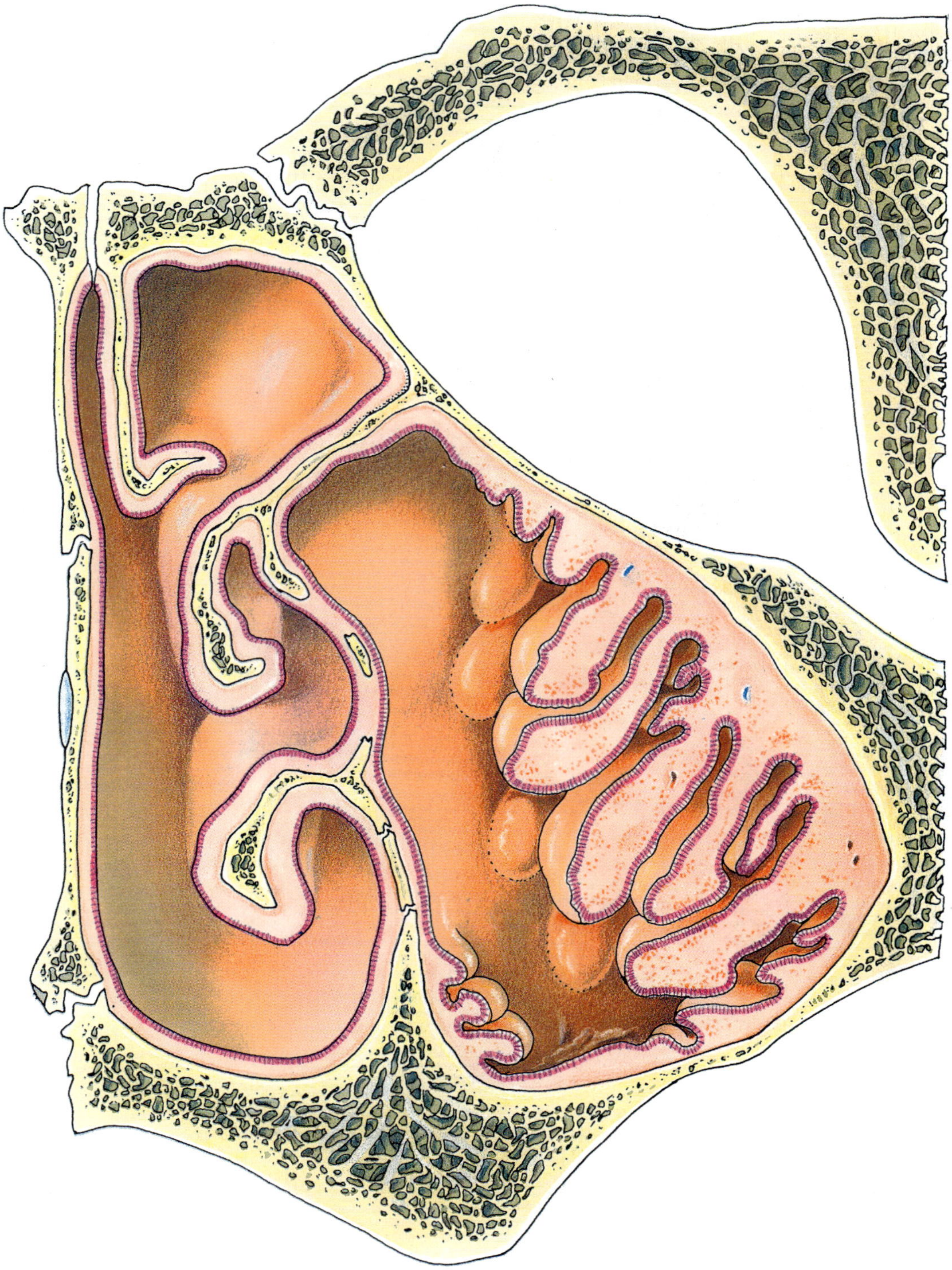

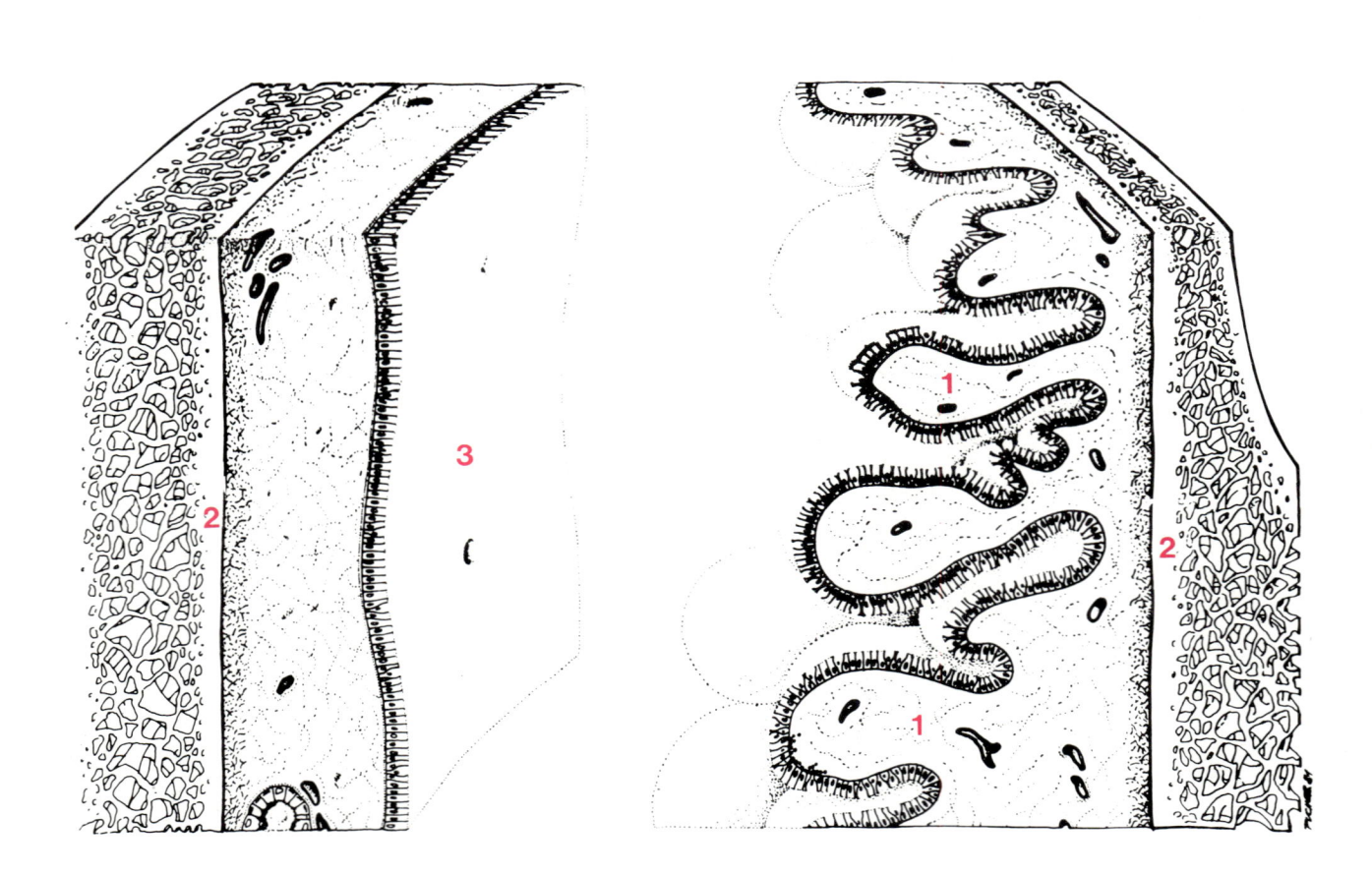

Abb. 77: Polyposis der Kieferhöhle.

1: Multiple Polypen mit lockerem, ödematösem Stroma
2: Knöcherne Kieferhöhlenbegrenzung
3: Gleichmäßig angeordnete Schleimhaut der nasalen Wand der Kieferhöhle

83

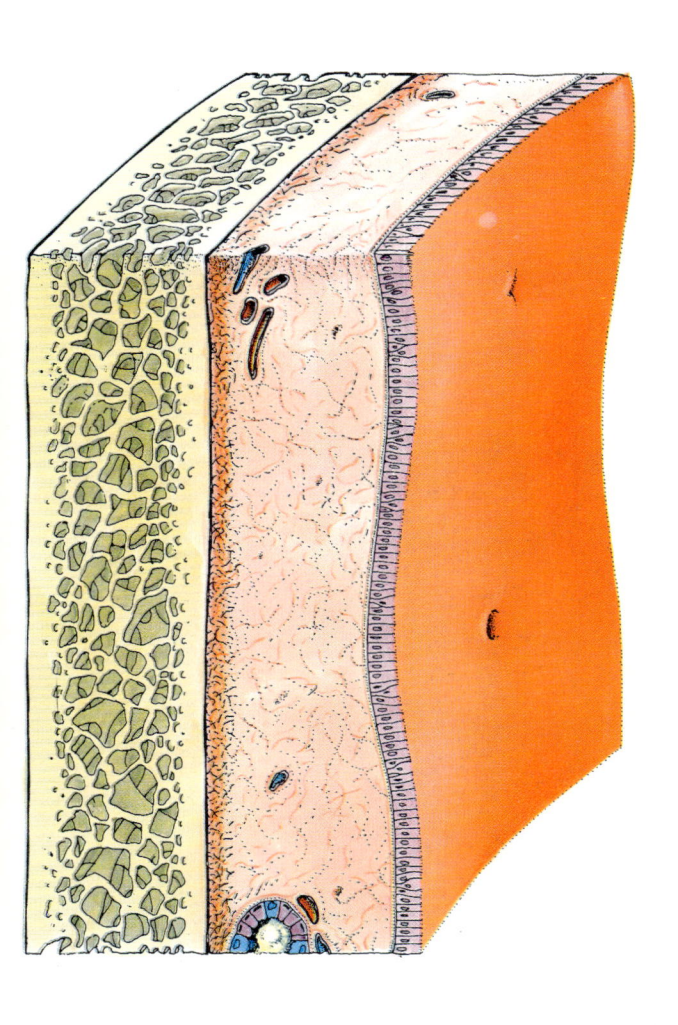

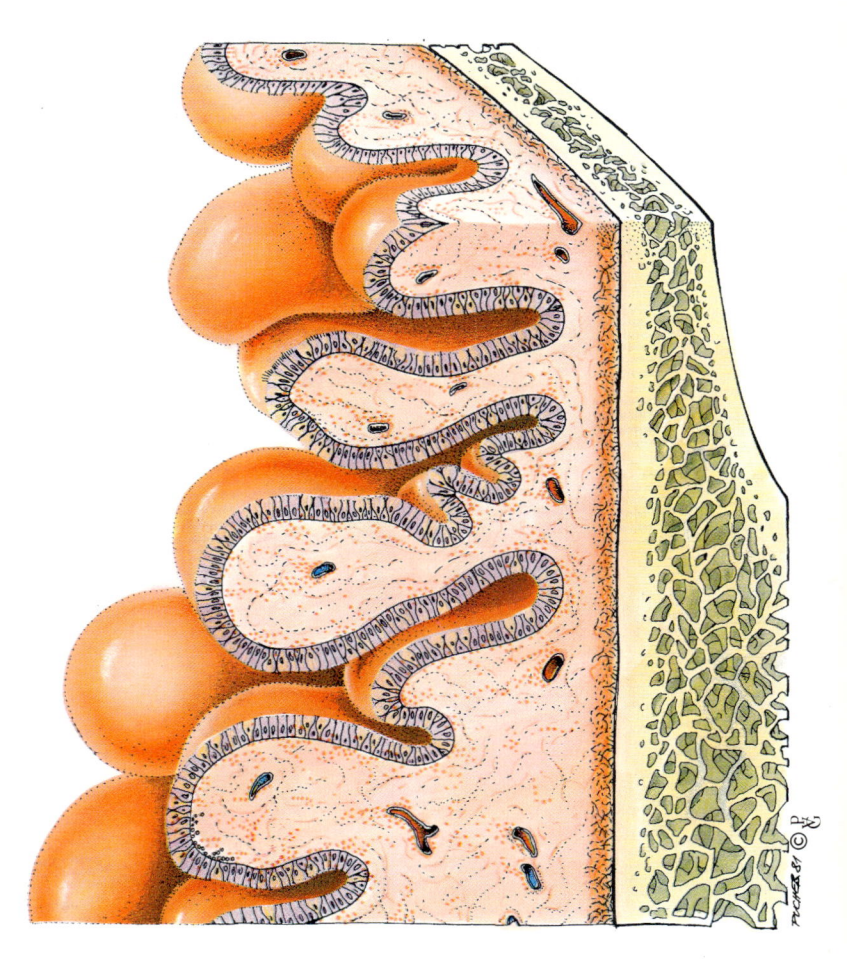

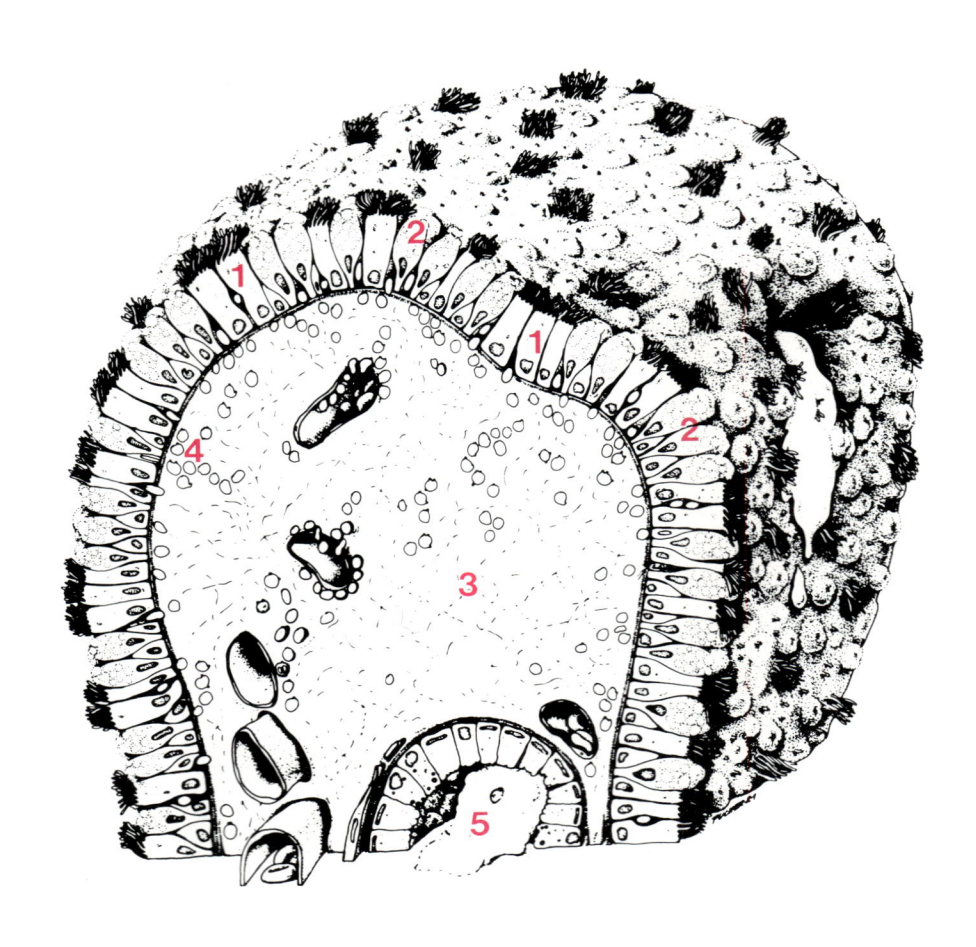

Abb. 78: Dreidimensionale Reproduktion eines Polypen bei polypöser Rhino-Sinusitis.

1: Zilienzellen des Oberflächenepithels
2: Becherzellen, stark vermehrt
3: Ödematöses Stroma
4: Unterschiedlich dichte zelluläre Infiltrate des Stromas
5: Erweiterter Ausführungsgang einer nasalen Drüse

85

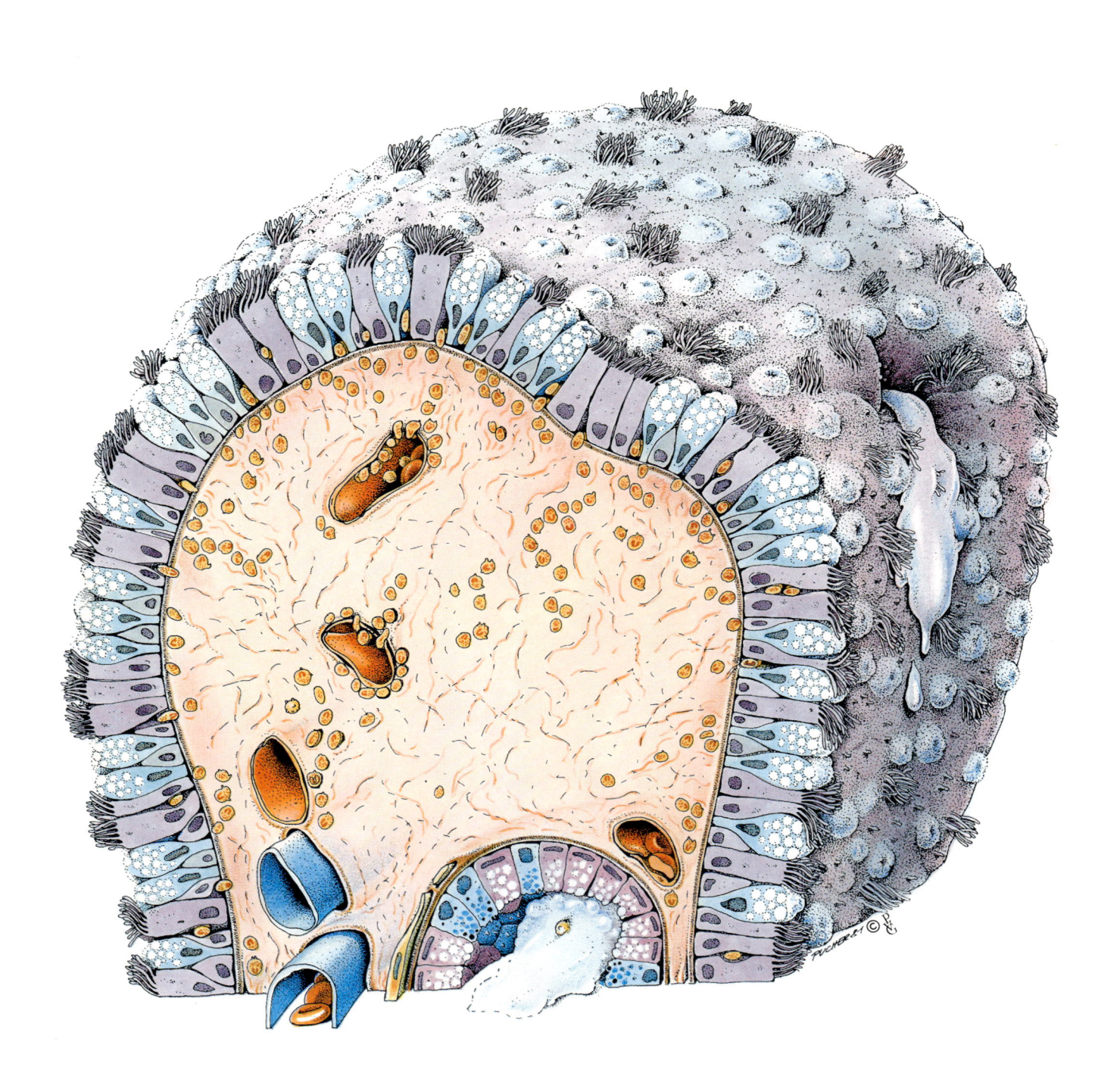

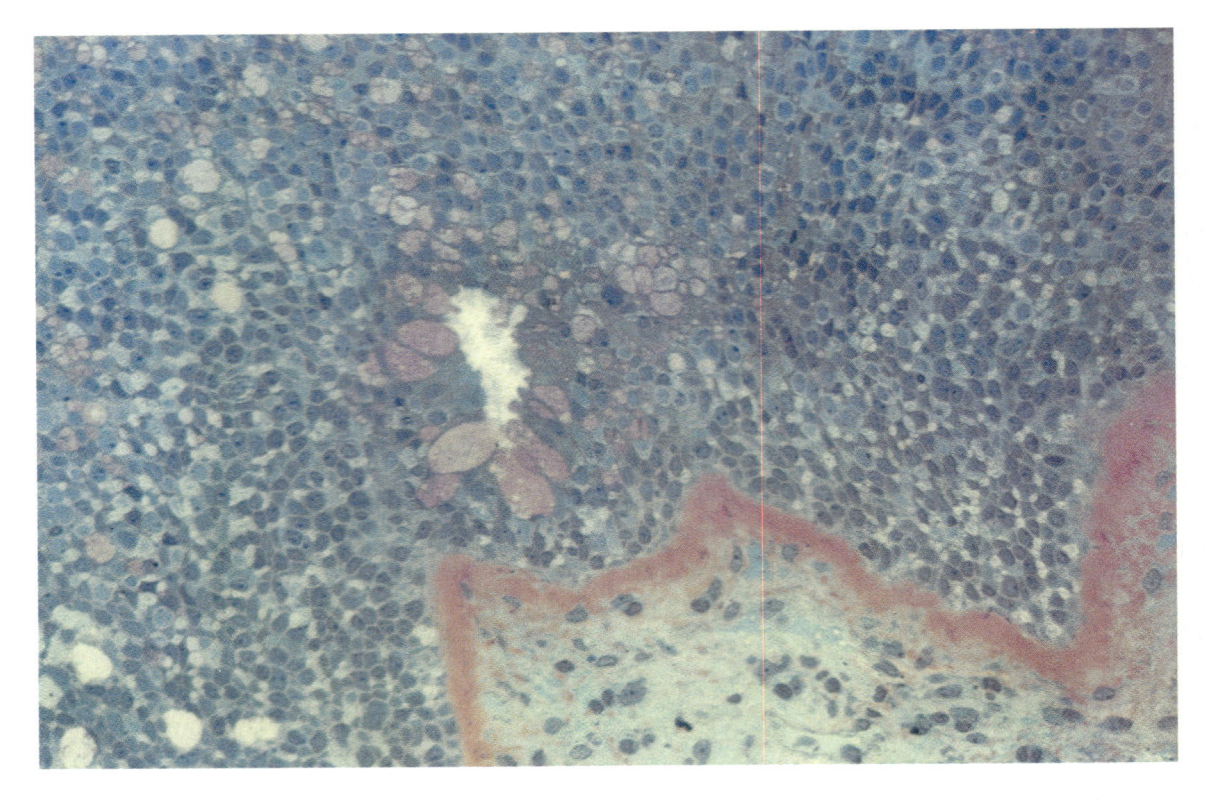

Abb. 79: Ausgeprägte Basalzellhyperplasie auf der Oberfläche eines Polypen. Im Epithel nur einzelne Gruppen von Becherzellen.

Lichtmikroskopische Aufnahme
Färbung: Basisches Fuchsin und Methylenblau
Vergr.: 420 x

Abb. 80: Polyposis nasi.
Oberer Anteil eines Polypen. Ausgeprägte Epithelmetaplasie mit beginnender Plattenepithelmetaplasie. Zellulär entzündliche Reaktion im lockeren Stroma.

Lichtmikroskopische Aufnahme
Färbung: Hämatoxylin-Eosin
Vergr.: 220 x

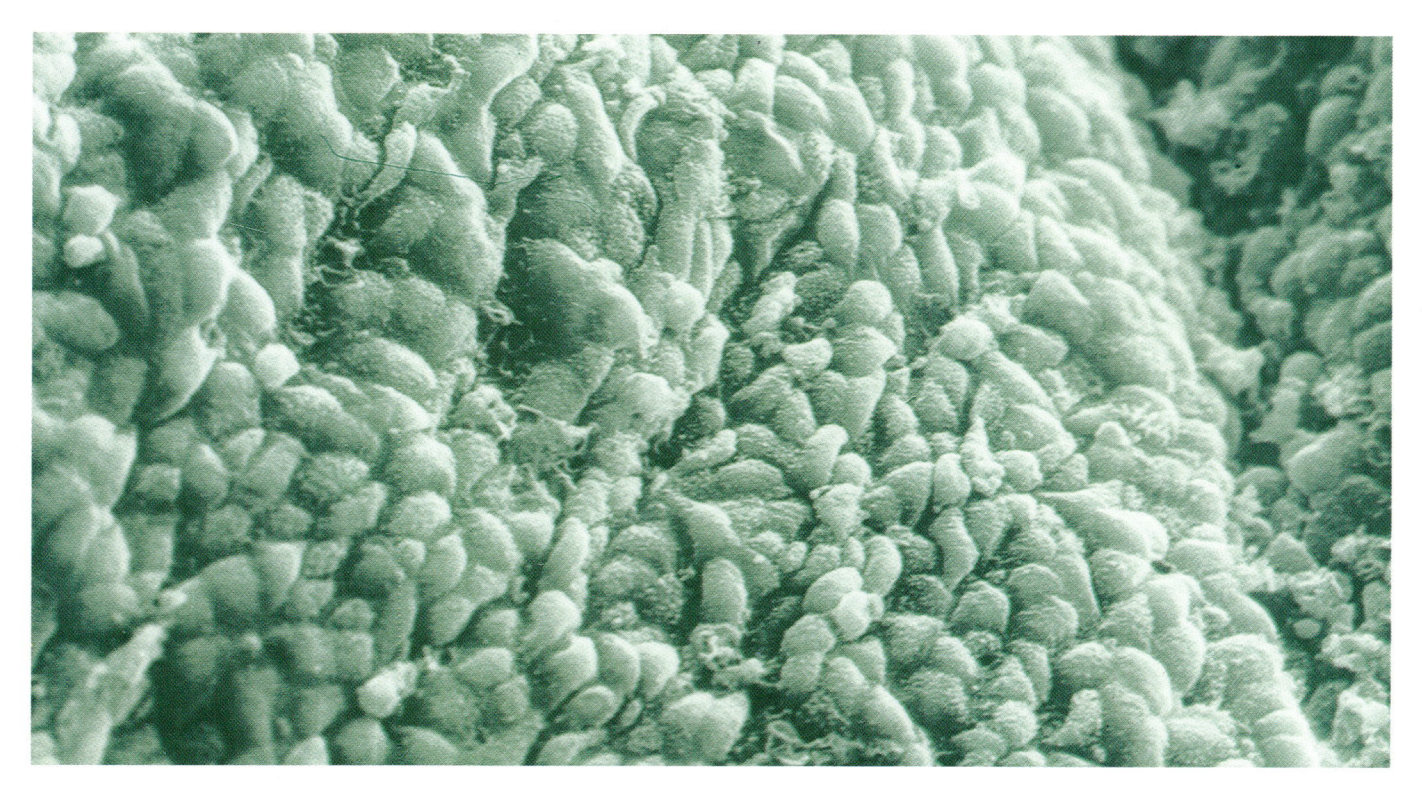

Abb. 81: Oberfläche eines Polypen.
Hochgradige Reduktion der Zilienzellen. Gleichmäßig angeordnete Kuppen dicht liegender Becherzellen.
Rasterelektronenmikroskopische Aufnahme, Vergr.: 445 x

Abb. 82: Oberfläche eines Polypen.
Einzelne Zilienzellen. Unregelmäßig granuläre Oberfläche der Kuppen von Becherzellen.
Rasterelektronenmikroskopische Aufnahme, Vergr.: 920 x

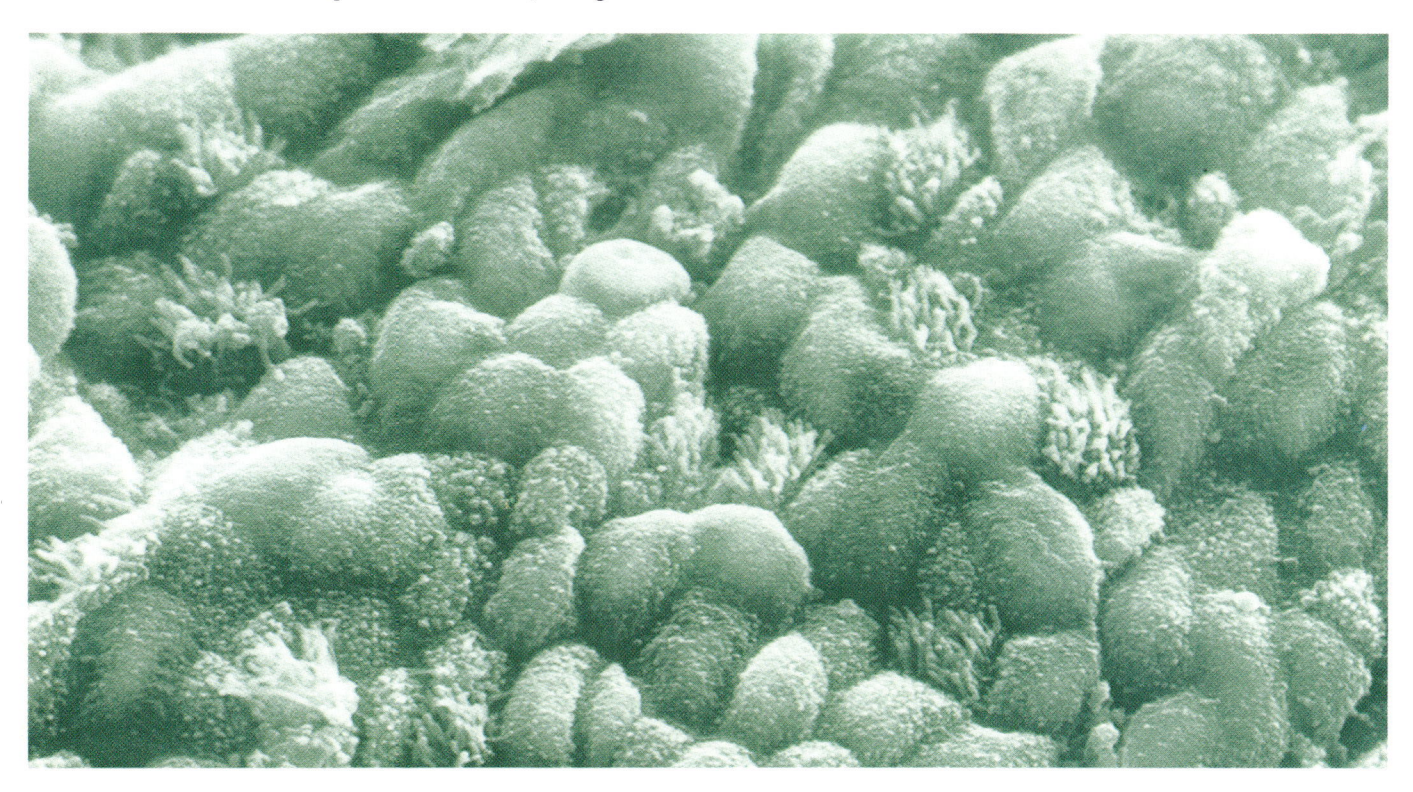

Im Zusammenhang mit der chronischen Entzündung der Nasenschleimhaut werden die Polypen mit neutrophiler Reaktion vorwiegend bei Erwachsenen gefunden. Treten sie bei Kindern auf, ist an eine Mukoviszidose zu denken. Für die 2. Gruppe wird ein Zusammenhang mit allergischen Erkrankungen diskutiert. Es ist jedoch auffällig, daß insbesondere Kinder und junge Erwachsene mit einer atopischen Dermatitis oder Heuschnupfen nicht an einer Polyposis nasi leiden. Auch bei Aspirinintoleranz treten derartige Polypen auf. In einer Reihe von Fällen sollen Nahrungsmittelallergien eine Rolle spielen. Zur Behandlung der neutrophilen Polypen wird die Operation empfohlen, während für die eosinophile Form die Kortikoidbehandlung eine Alternative darstellt.

Als besondere Form muß das Woakes-Syndrom erwähnt werden, das vorwiegend bei Kindern beobachtet wird und mit einer Erkrankung der Bronchien und des Hörorganes sowie mit Entwicklungsstörungen einhergeht. Auch bei dem sinubronchialen Syndrom (Kartagener-Syndrom) kann eine Polyposis der Nasenhöhle und der Nasennebenhöhlen bestehen.

Abb. 83: Patient mit Woakes-Syndrom.
Die Polypose der Nase und der Nasennebenhöhlen hat die Nase grotesk aufgeweitet und das knöcherne Nasenskelett teilweise zerstört. Die Behandlung erfolgte durch Radikaloperation aller Nasennebenhöhlen.

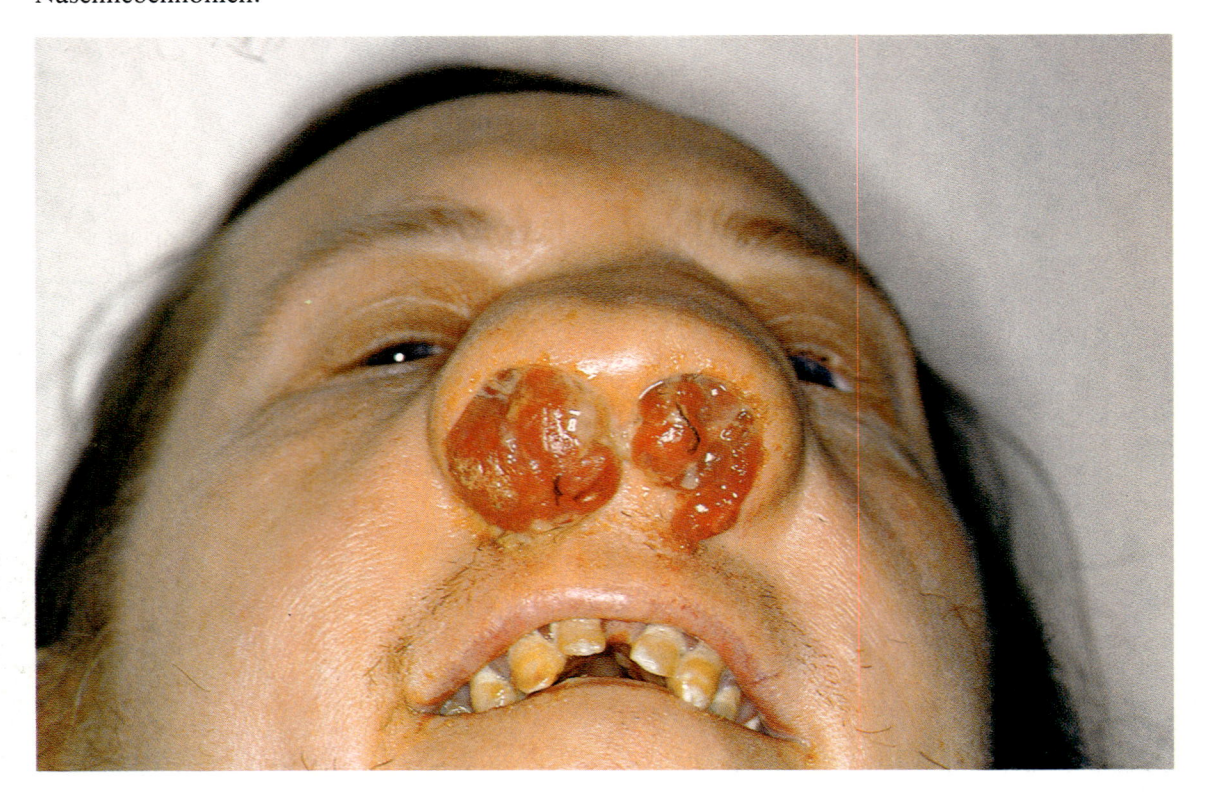

Abb. 84: Polyposis nasi bei polypöser Sinusitis.
Rechts im Bild Septum. Zwischen Septum und mittlerer Nasenmuschel Polypen im oberen Nasengang, wahrscheinlich von den hinteren Siebbeinzellen ausgehend. Unter der mittleren Nasenmuschel ist ebenfalls ein Polyp erkennbar. Eine Differenzierung zwischen Nasenmuscheln und Polypen kann gelegentlich schwierig sein. Das Abschwellen der Schleimhaut erleichtert die Differenzierung. Endoskopie des in Abbildung 83 dargestellten Patienten mit Woakes-Syndrom.

Abb. 85: Blick in die Kieferhöhle des gleichen Patienten, in der sich mehrere Polypen befinden. Auffällig ist das dünne Epithel, unter dem man große Blutgefäße erkennt. Ist die Kieferhöhle vollständig mit Polypen ausgefüllt, ist eine endoskopische Untersuchung naturgemäß nicht mehr möglich.

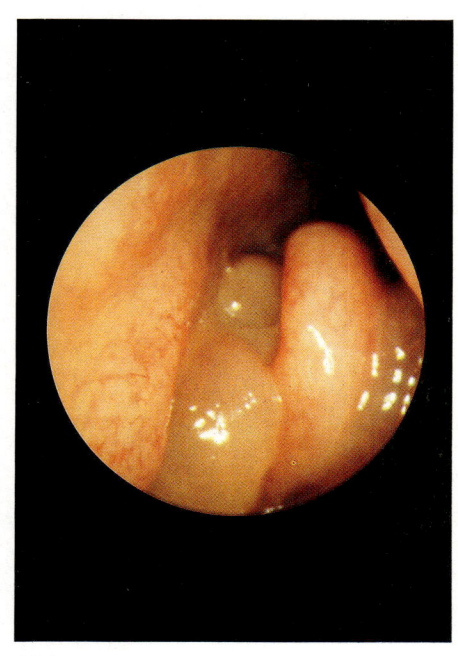

Abb. 84

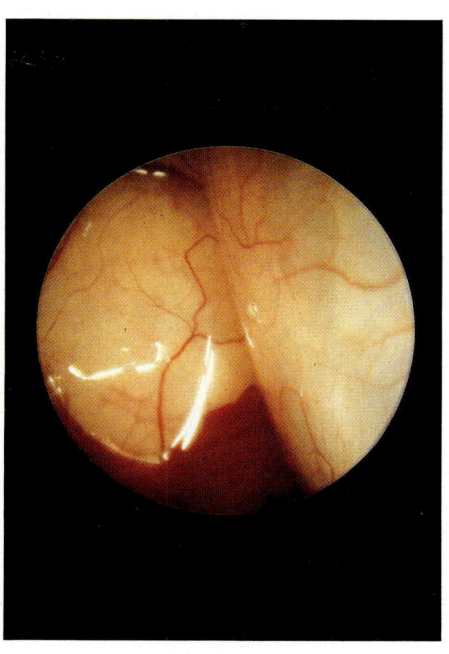

Abb. 85

Abb. 86: Abbildung der aus der Nase entfernten Polypen des Patienten mit Woakes-Syndrom (Abb. 83).

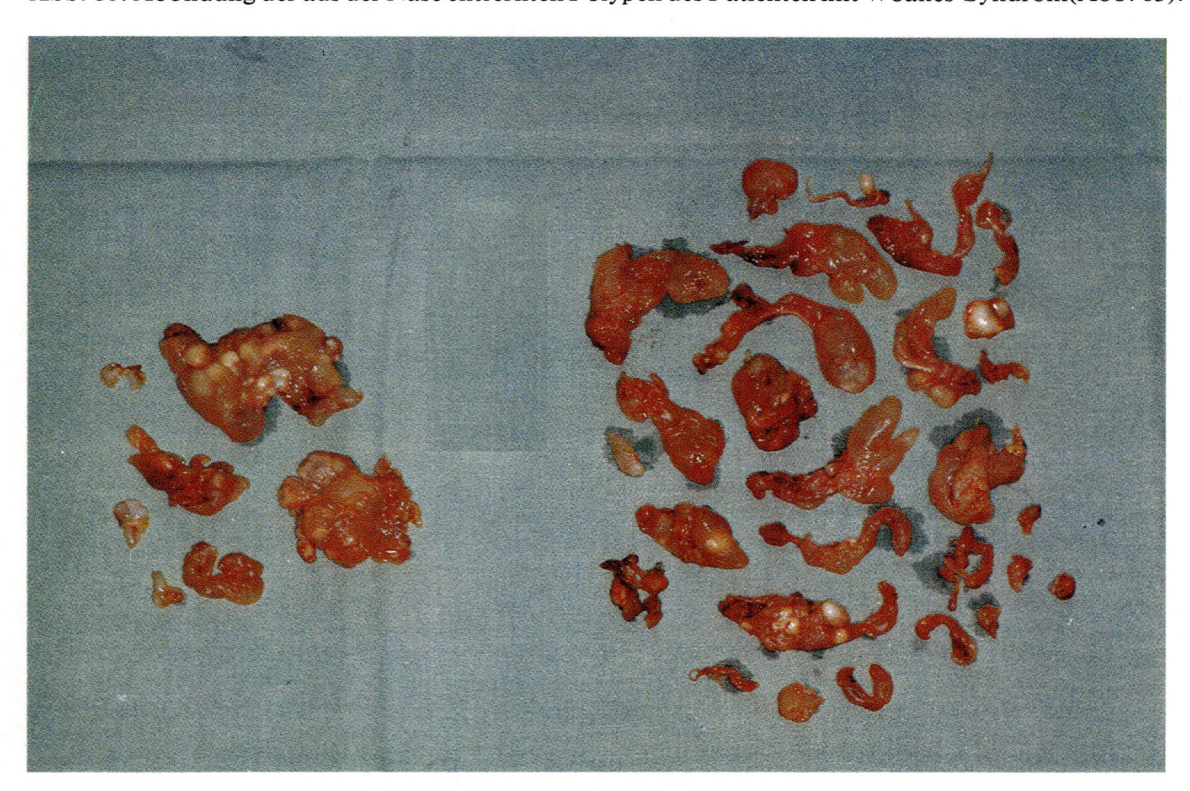

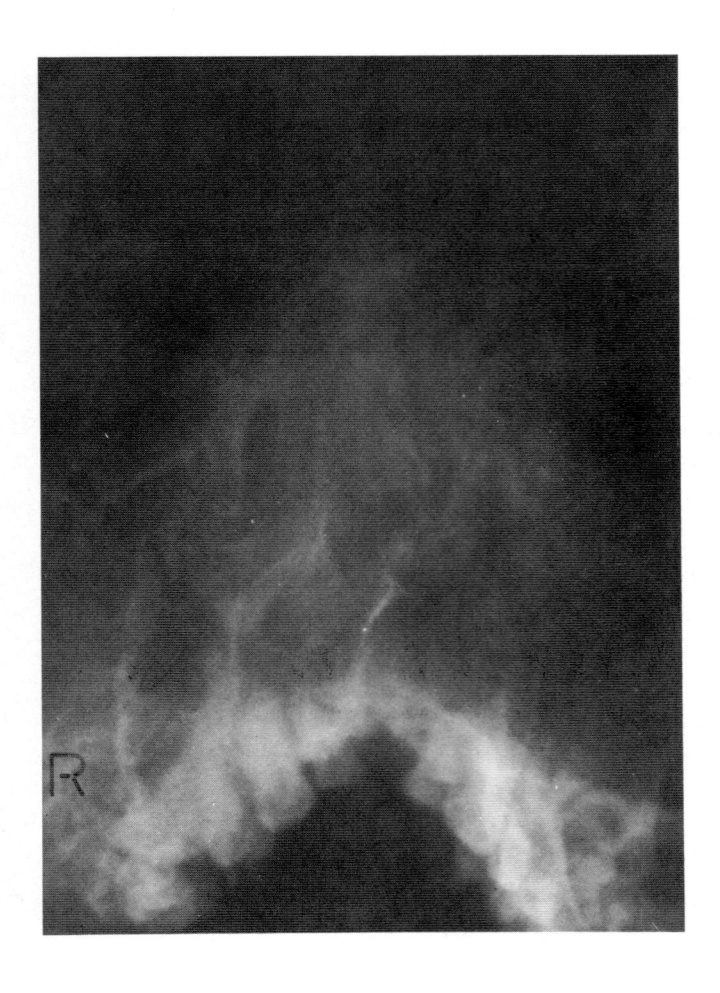

Abb. 87: Aufnahmeserie bei Woakes-Syndrom. Es handelt sich um eine extrem ausgeprägte, den Knochen zerstörende Polyposis nasi. Nasennebenhöhlensystem im okzipitomentalen, okzipitonasalen und seitlichen Strahlengang. Die gut faustgroße, tumoröse, weiche Raumforderung mit Destruktion und Verschiebung der Knochenstrukturen des Nasenraumes ist erkennbar (Abb. 87a). Siebbein- und Kieferhöhlenwände sind ebenfalls betroffen (Abb. 87b).

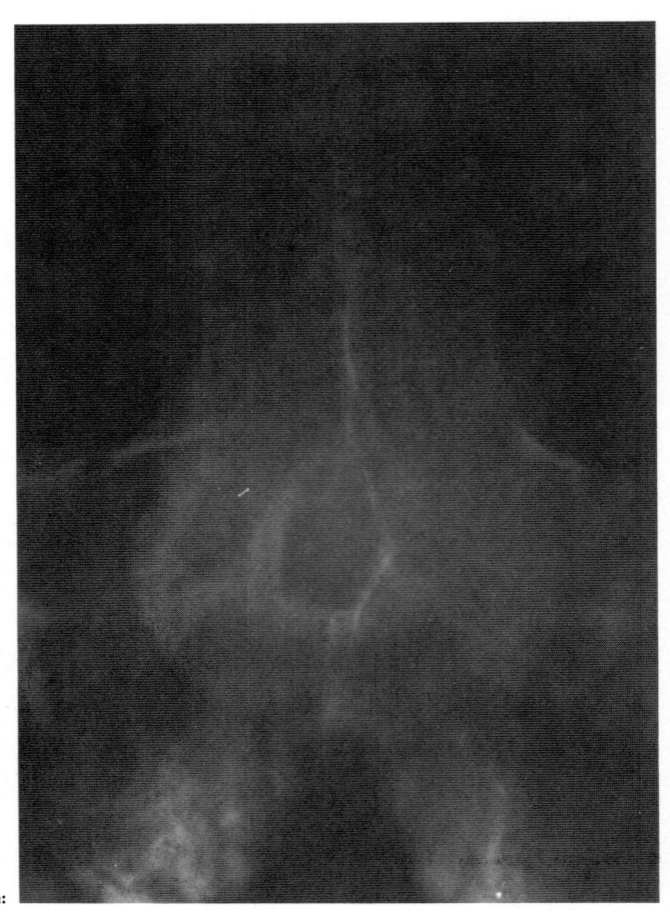

87a:

3.7.1. Morphologie der Polyposis nasi

Die Rhinitis chronica hypertrophicans ist durch die Bildung polypöser Schleimhautzonen charakterisiert. Sie beruhen auf einer sich im Zuge der entzündlichen Reaktion abspielenden Schleimhauthyperplasie. Die Polypen treten einzeln oder multipel auf. Die auf der Oberfläche glatten Schleimhautwucherungen sind gestielt und gehen vor allem von der Siebbeingegend oder den mittleren Nasenmuscheln aus. Sie können sich auch im Zuge einer Sinusitis entwickeln oder als Choanalpolypen in die hinteren Nasengänge bis in den Rachenraum prolabieren. Die Oberfläche der Polypen wird überwiegend von mehrreihigem Flimmerepithel bedeckt. Häufig sind auf ihren Kuppen Plattenepithelmetaplasien ausgebildet. Das Stroma ist in der Regel stark ödematös aufgelockert und von Infiltraten aus Lymphozyten, Plasmazellen und vielen eosinophilen oder neutrophilen Granulozyten durchsetzt. Nur an der Basis ist eine dichtere, faserreiche Bindegewebszone ausgebildet.

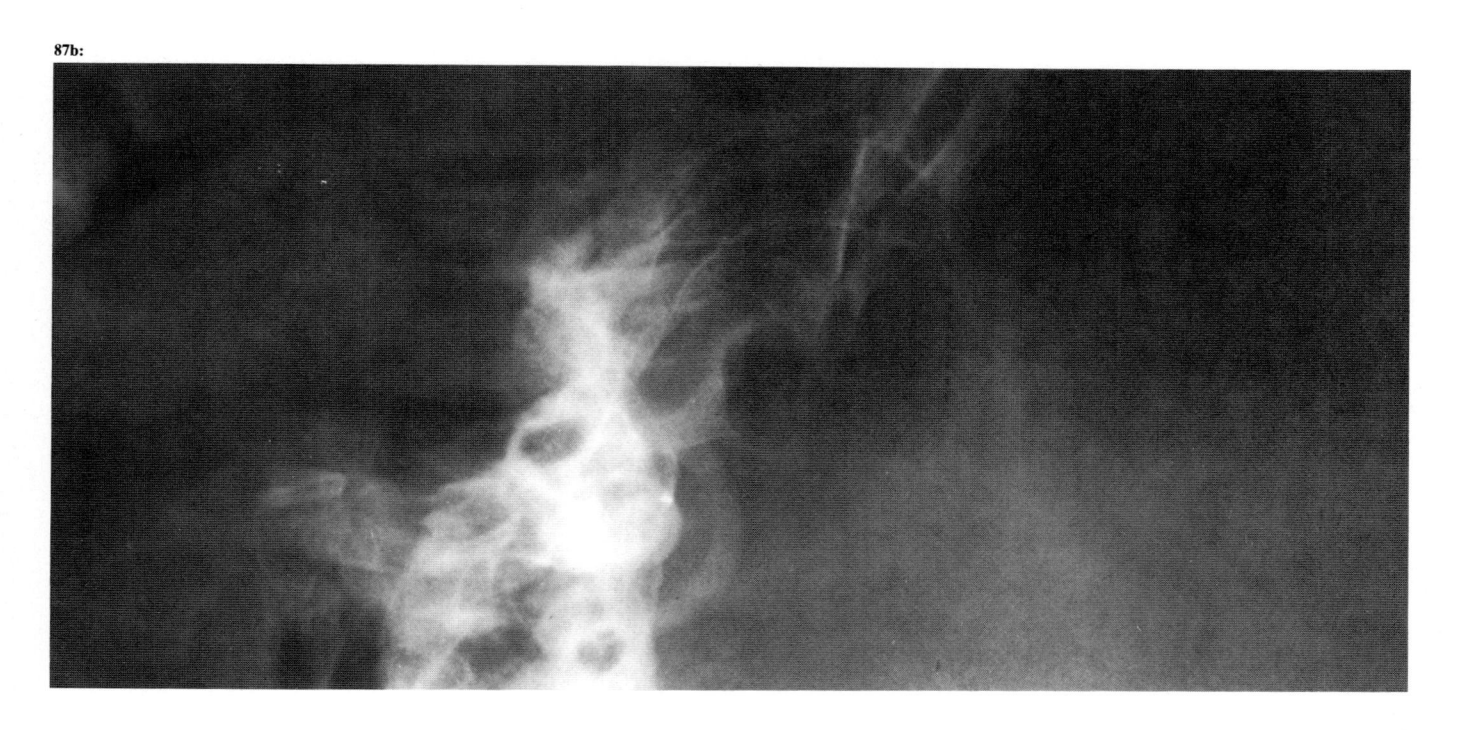

87b:

3.8. Chronische Sinusitis

Die chronische Nasennebenhöhlenentzündung entsteht häufig als Folge der durch unterschiedliche Ursachen behinderten Nasenatmung. Sie wird in fortgeschrittenen Stadien von Veränderungen der Nasenschleimhaut unabhängig und erfordert somit eine eigene Therapie, sobald die Schleimhautveränderungen irreversibel geworden sind. Durch Narbenbildungen und Verengung der Ausführungsgänge der Nasennebenhöhlen werden die Voraussetzungen für rezidivierende, eitrige Entzündungen geschaffen. Durch starke Polypenbildung kann die Belüftung und die Selbstreinigung der Nasennebenhöhlen aufgehoben sein. Einzelne Polypen, insbesondere in den Kieferhöhlen, besitzen im allgemeinen keinen Krankheitswert. Die morphologischen Veränderungen wurden im wesentlichen bereits bei der Abhandlung der ähnlich reagierenden Schleimhaut, vor allem im Abschnitt Polyposis nasi, behandelt.

3.8.1. Therapie der chronischen Sinusitis

Das Therapieprinzip der chronischen Sinusitis beruht auf einer Wiederherstellung der Belüftung der erkrankten Nasennebenhöhlen und der Entfernung der irreversibel erkrankten Schleimhaut. Hierbei stehen endoskopische endonasale und transantrale Operationsmethoden sowie Operationen der oberen Nasennebenhöhlen von außen zur Verfügung. Bei der medikamentösen Behandlung stehen antibiotische und sekretolytische Maßnahmen im Vordergrund.

Abb. 88: Aufnahme von rezidivierend, entzündeten Kieferhöhlen.
Neben den polypösen Schleimhautveränderungen erkennt man eitrig verändertes Sekret als Hinweis auf einen akuten Schub bei chronisch-polypöser Sinusitis.

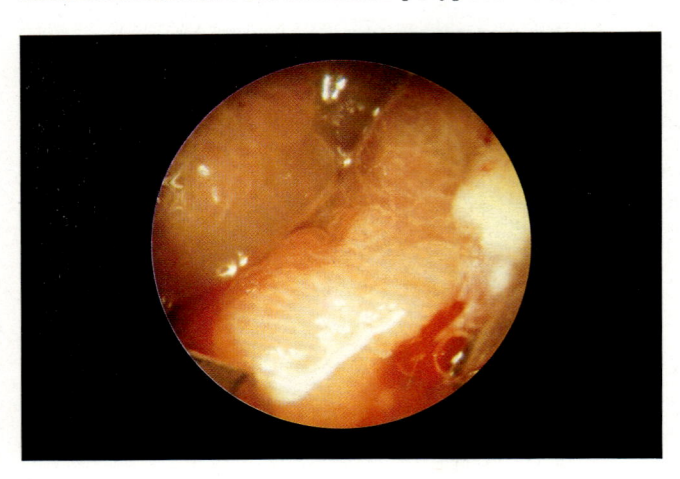

Abb. 89: Blick in die Nase eines Patienten mit chronisch-rezidivierender, eitriger Sinusitis. Man sieht den Eiterabfluß unter der mittleren Nasenmuschel.

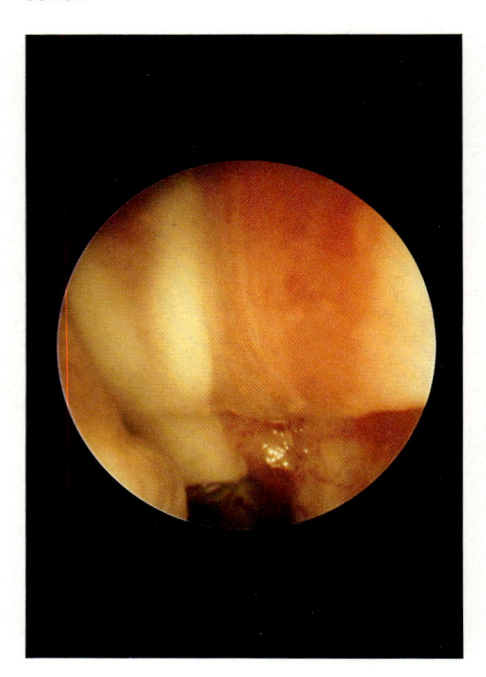

Abb. 90: Blick in die Kieferhöhle des gleichen Patienten zeigt eine blutig injizierte Schleimhaut mit flächenhaften, eitrigen Belägen ohne polypöse Veränderungen. Eitriges Sekret kann die Nasennebenhöhlen vollständig ausfüllen.

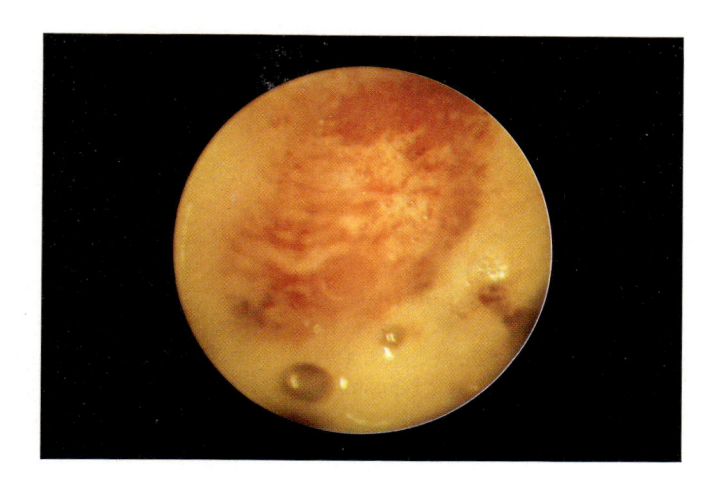

Abb. 91: Häufig findet man flächenhaft aufsitzende, polypöse Schleimhautkissen. Diese Befunde können eine Verschwellungsneigung der Nase unterhalten oder auch für Kopfschmerzen verantwortlich sein. Die Therapie erfolgt nur bei Beschwerden. Bei umschriebenen Veränderungen lassen sich polypöse Polster auf endonasalem Wege unter Kontrolle einer Optik nach Durchstoßen der medialen Kieferhöhlenwand entfernen.

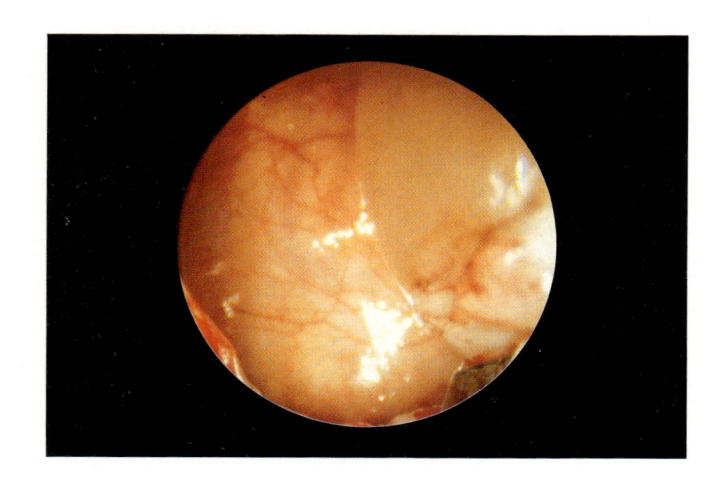

Abb. 92: Eine kleine, mit milchigem Sekret gefüllte Zyste in der linken Kieferhöhle, im allgemeinen ohne Krankheitswert. Blick auf die mediale Wand der Kieferhöhle mit Ostium nasale.

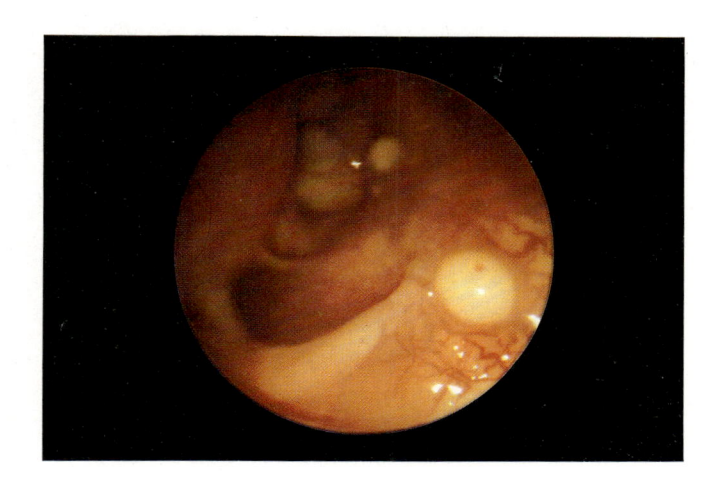

3.9. Sinubronchiales Syndrom

Das sinubronchiale Syndrom ("immotile cilia syndrome") beruht auf einer angeborenen Störung der Zilienfunktion. Die Ursache wird in einer Fehldifferenzierung der Zilien gesehen. Dieses Phänomen ist zuerst beim Kartagener-Syndrom beobachtet worden. Inzwischen hat sich gezeigt, daß relativ häufig auch ohne Ausbildung des gesamten Syndromkomplexes ein Unvermögen zum geordneten Zilienschlag in der respiratorischen Schleimhaut bestehen kann. Dieses Unvermögen beruht auf einer schweren Störung der feinabgestimmten ziliaren Leistung der respiratorischen Schleimhaut. Sie kann eine wesentliche Voraussetzung für die Entwicklung chronischer Entzündungen der Nasen- und Nasennebenhöhlen sein, die bereits im Kindesalter auftreten und auch im Kindesalter in der Regel mit einer ausgeprägten Polyposis, vor allem der Nasennebenhöhlen, einhergehen.

Als Ausdruck der Differenzierungsstörung zeigt sich morphologisch eine unregelmäßige Gestalt des Tubulussystems im Inneren der Zilien. Die Veränderung ist durch ein partielles oder vollständiges Fehlen der "dynein arms" gekennzeichnet. Es handelt sich dabei um häkchenförmige Verdichtungen an den äußeren Doppeltubuli im Zilienquerschnitt. Außerdem kommen Unregelmäßigkeiten wie Dislokation oder Fehlen des zentralen Doppeltubulus und vermehrte oder verminderte Zahl der äußeren Doppeltubuli vor.

Der peitschenförmige Schlag kann von den fehlgestalteten Tubuli nicht ordnungsgemäß ausgeführt werden. Die Schlagfrequenz ist in diesen Fällen stark vermindert. Schwere, bereits im Kindesalter rezidivierend auftretende chronische Bronchitiden können relativ frühzeitig zur Ausbildung von Bronchiektasen führen.

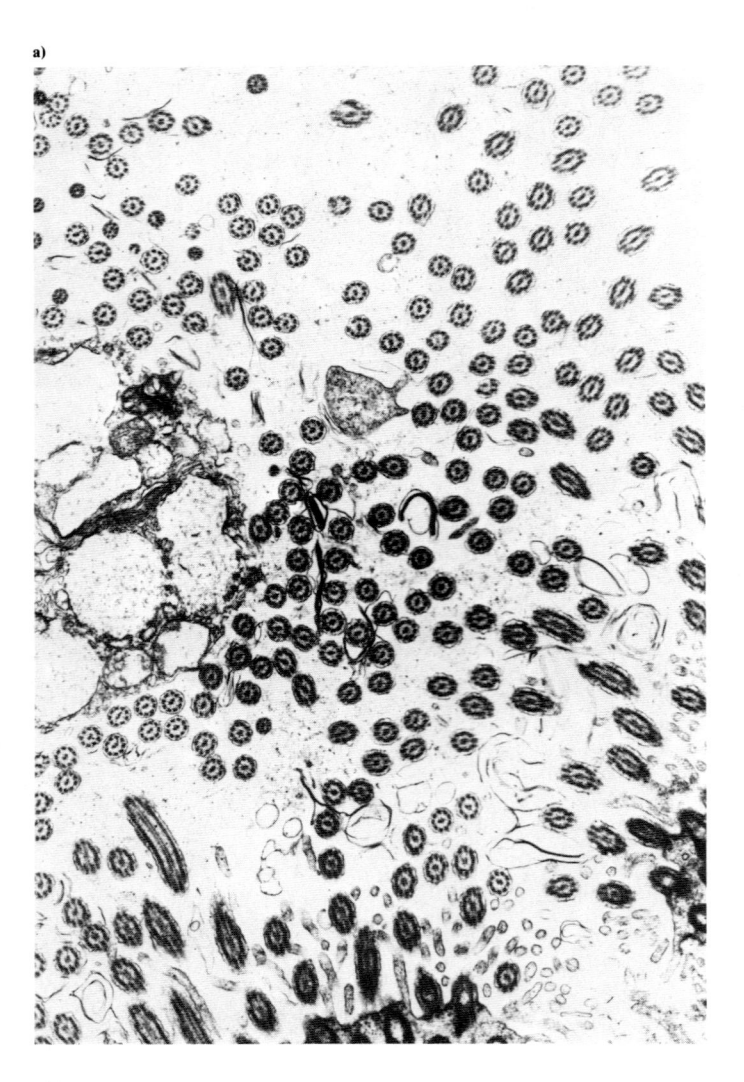

Abb. 93:

a. Zilienveränderungen bei sinubronchialem Syndrom. Unregelmäßig angeordnete Zilien auf der Epitheloberfläche. Mäßige Reduktion der Zilienzahl.

b. Veränderungen der Tubulusstruktur der Zilien. Dislokation der zentralen und peripheren Tubuli. Bildung überzähliger Tubuli (↑). Verlust der "dynein arms".

Transmissionselektronenmikroskopische Aufnahme
Vergr.: a: 10 000 x, b: 40 000 x

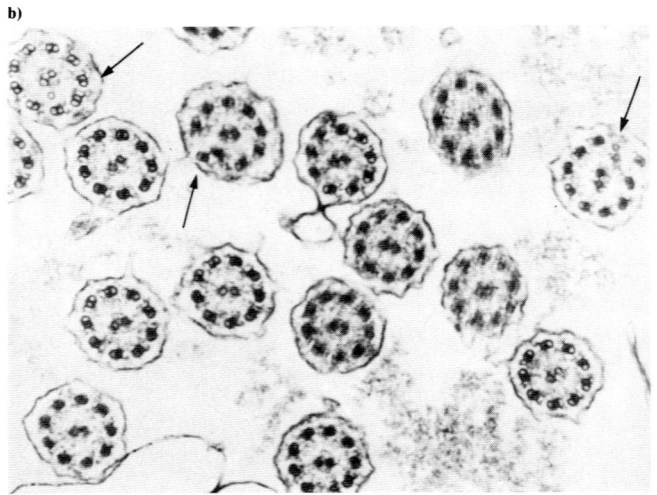

Weiterführende Literatur

1. Albegger, K.W.: Banale Entzündungen der Nase und der Nasennebenhöhlen
   In: Hals-Nasen-Ohren-Heilkunde in Praxis und Klinik, Bd. 1 (Hrsg.: Behrendes, J., R. Link, F. Zöllner)
   Thieme, Stuttgart 1977
2. Becker, W.: Atlas der Hals-Nasen-Ohren-Krankheiten
   Thieme, Stuttgart 1969
3. Behrendes, J., R. Link, F. Zöllner: Hals-Nasen-Ohren-Heilkunde in Praxis und Klinik, Bd. 1 u. 2
   Thieme, Stuttgart 1977
4. Doerr, W.: Organpathologie
   Thieme, Stuttgart 1974
5. Erdmann, G.: Pollinosis
   Dustri, München-Deisenhofen 1979
6. Ganz, H., W. Schätzle: HNO-Praxis Heute
   Springer, Berlin-Heidelberg-New York 1982
7. Gronemeyer, W.: Pollenallergie
   In: Lehrbuch der klinischen Allergie (Hrsg.: Hausen, K., M. Werner)
   Thieme, Stuttgart 1967
8. Horak, F., S. Jäger: Die Erreger des Heufiebers
   Urban & Schwarzenberg, München-Wien-Baltimore 1979
9. Huzly, A.: Sinubronchiales Syndrom
   Beitr. Klin. Tuberk. 139 (1969) 265
10. Leicher, M.: Zur Pathogenese, Symptomatologie und Therapie der Sinubronchitis
    Z. Laryng. Rhinol. 51 (1972) 719
11. Morgenroth, K.: Bronchitis
    PVG Pharmazeutische Verlagsges., München 1982
12. Morgenroth, K., D. Nolte: Atlas der Pneumologie
    PVG Pharmazeutische Verlagsges., München 1981
13. Nolte, D., M.-D. Renovanz, K. Schumann: Nase und Respirationstrakt
    Dustri, München-Deisenhofen 1982
14. Rensch, H.: Mukustransport
    Dustri, München-Deisenhofen 1980
15. Terrahe, K.: Die Drüsen der respiratorischen Nasenschleimhaut
    Gustav Fischer, Stuttgart 1970
16. Terrahe, K.: Immunpathologische Aspekte bei der chronisch-hyperplastischen Rhinosinusitis
    HNO, 21 (1973) 145

Mucosolvan®
für jeden Fall die richtige Applikationsform

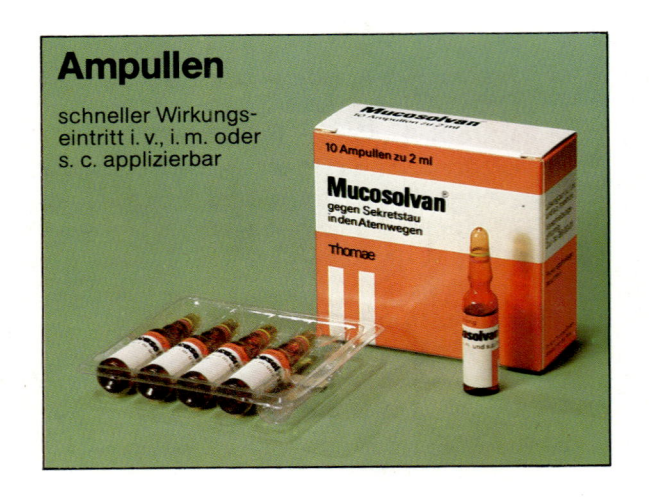

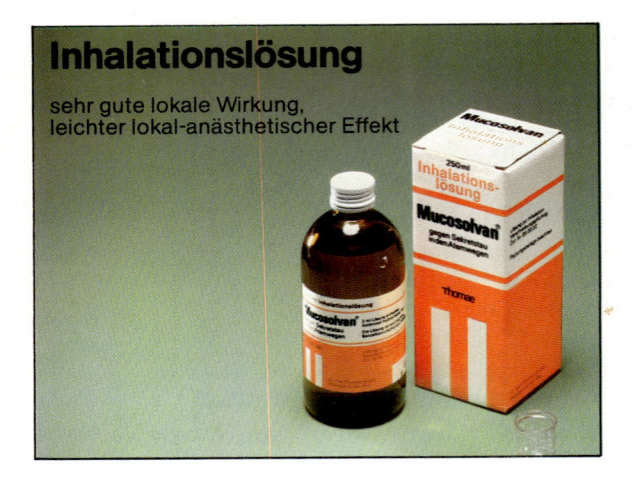

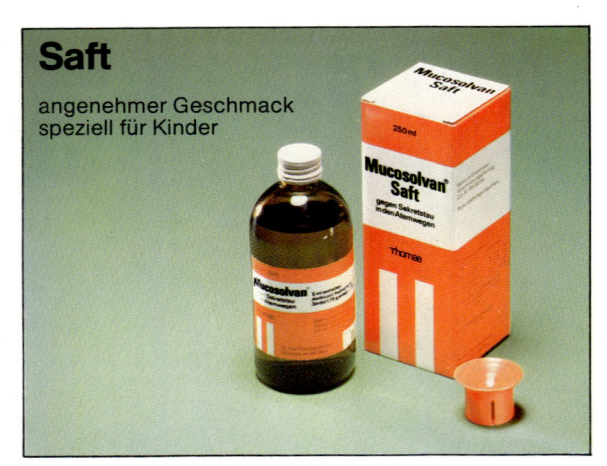

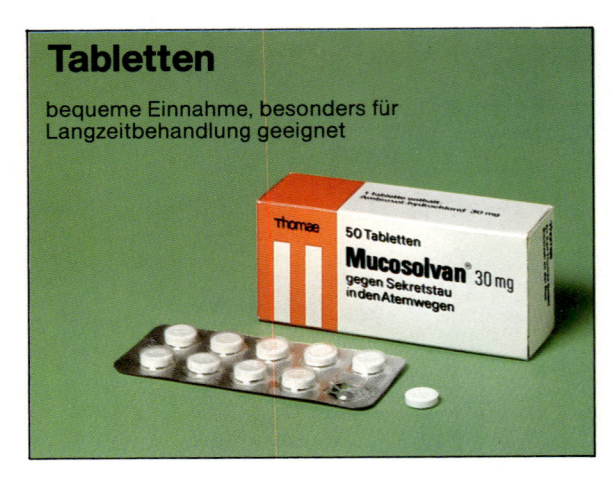

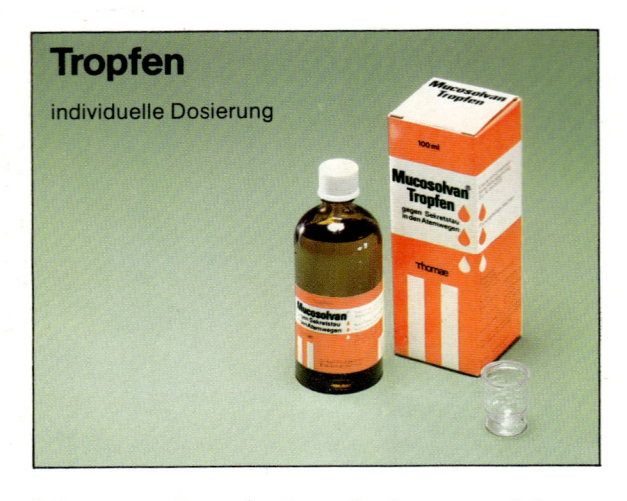

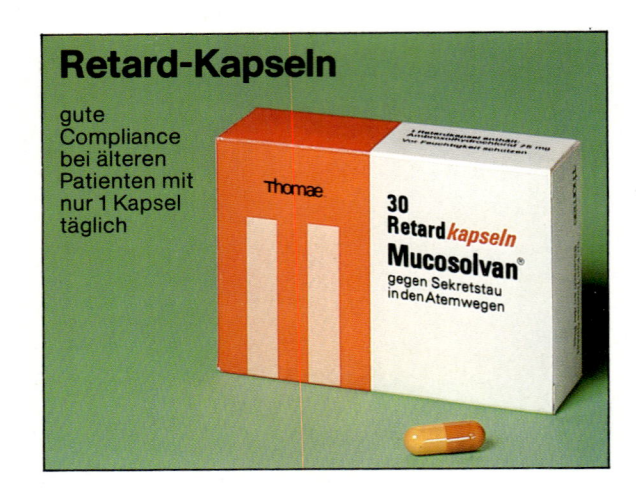

Ampullen
schneller Wirkungseintritt i. v., i. m. oder s. c. applizierbar

Inhalationslösung
sehr gute lokale Wirkung, leichter lokal-anästhetischer Effekt

Saft
angenehmer Geschmack speziell für Kinder

Tabletten
bequeme Einnahme, besonders für Langzeitbehandlung geeignet

Tropfen
individuelle Dosierung

Retard-Kapseln
gute Compliance bei älteren Patienten mit nur 1 Kapsel täglich

Mucosolvan® löst Sekretprobleme von der Alveole bis zur Trachea